LE
RÉGULATEUR DE LA SANTÉ,

OU

INSTRUCTIONS PHYSIOLOGIQUES

A l'aide desquelles on peut facilement apprécier quelle est la vraie **CAUSE** des Maladies, les Moyens faciles de la prévenir, puis de toujours se soulager et souvent se guérir, et s'empêcher de vieillir un quart moins vite.

Par P. BOILLEY,

MÉDECIN-PHYSIOLOGISTE,

DIPLOMÉ PAR **TOUTES** LES FACULTÉS DE MÉDECINE DE FRANCE,

AUTEUR DE PLUSIEURS OUVRAGES SCIENTIFIQUES,

ET RÉFORMATEUR DES TROP NOMBREUX ABUS MÉDICAUX !!!

> La mort prématurée de tant de jeunes médecins réputés savants doit faire croire que la *vraie cause* des maladies n'est pas assez connue.

TROISIÈME ÉDITION.

Paris,

IMPRIMERIE DE POLLET, SOUPE ET GUILLOIS,

Rue Saint-Denis, passage Lemoine. — (VASSAL.)

1839

Les formalités exigées par la Loi ont été remplies.
Chaque exemplaire est signé de la main de l'auteur.

CE TRAVAIL,

DÉDIÉ AUX CÉLÈBRES ET IMMORTELS

BICHAT, BROUSSAIS, LAFONTAINE ET GALL,

En reconnaissance des lumières que j'ai puisées dans les leçons et entretiens des uns et dans les ouvrages de tous, prouve assez quelle est son importance.

AUX GENEREUX PHILANTHROPES

QUI M'AIDERONT A RÉPANDRE ET A PROPAGER CET OPUSCULE.

Inventa pervicere non est inglorium. (PH.)

PREFACE.

En produisant ma pensée sur la *cause* principale et toujours accidentelle des trois quarts des maladies, *cause* qui complique toujours celles de l'autre quart, loin de moi toutes prétentions; mon but est d'être utile à la Société en général; et, si je n'ai pas la satisfaction de réussir en me faisant comprendre, j'aurai du moins la gloire de l'avoir tenté.

Ut desint vires, tamen est laudanda voluntas.

OVIDE.

LE RÉGULATEUR DE LA SANTÉ,
OU INSTRUCTION PHYSIOLOGIQUE.

PLANCHE PREMIÈRE.

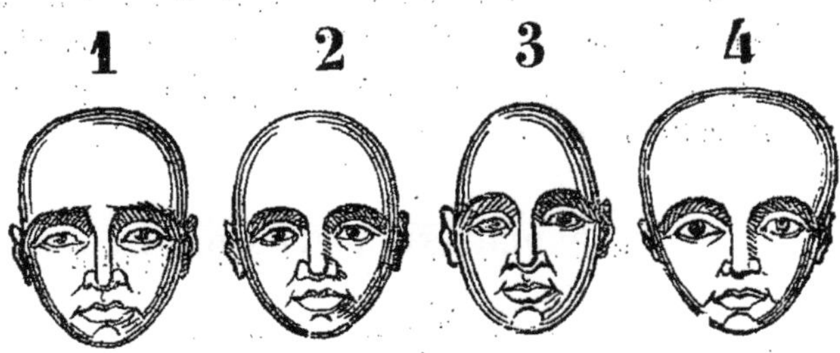

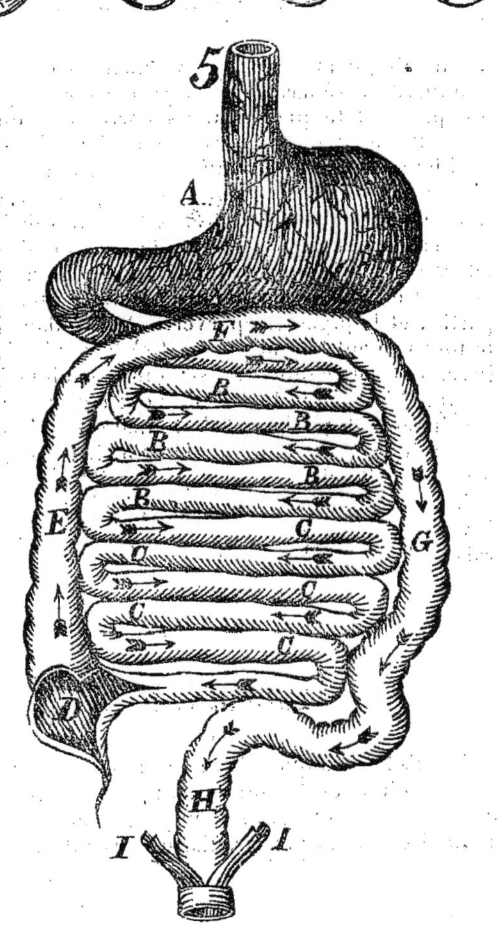

1. Tète bien faite.

2. Tète ordinaire.

3. Tète trop resserrée dans le haut.

4. Tète trop large dans le haut.

Figure et n° 5. Tube digestif entier.

A. Estomac privé de sa peau, ce qui permet de voir à découvert les vaissseaux nombreux qui l'entourent.

B B B B B. Jéjunum.

C C C C C. Iléon.

D. Cœcum.

E. Colon ascendant.

F. Colon transverse.

G. Colon descendant.

H. Rectum.

I I. Releveurs de l'anus.

Comme une santé bonne et régulière dépend de la bonne digestion des aliments, je commence par la description des organes qui servent à l'accomplissement de cette importante fonction :

EXPLICATION PLUS DÉTAILLÉE

DE LA PREMIÈRE PLANCHE.

On sait que l'estomac gouverne le corps entier puisqu'il le nourrit en réparant le sang ; mais qu'il gouverne une fois plus la tête que les autres parties, ce qui est prouvé par l'effet du vin qui, fermentant dans l'estomac, agit si visiblement sur le cerveau, action ou effet qui se multiplie en raison de la conformation plus ou moins défectueuse de cette partie et de l'état maladif de l'estomac.

Il est connu aussi que les mouvements du cerveau sont latéraux, et que, dans une tête étroite, ces mouvements doivent être gênés par l'abord précipité du sang dans cette partie, et le jugement perverti. Ainsi, dans la tête n° 1, le mouvement latéral pouvant se faire régulièrement, le jugement est régulier aussi ; on peut alors la considérer comme bien faite ; le n° 2 ne peut conserver l'aplomb de son jugement que quand l'estomac est en bon état ; et, si peu qu'il soit malade pour le n° 3, il y a depuis la bêtise à la folie ; il existe encore cette variété, c'est que chez le sujet où elle est par trop large dans le haut, comme n° 4, il y a stupidité plus ou moins prononcée, et toujours en raison du degré de maladie de l'estomac.

FIGURE 5.

Tube digestif entier.

Les flèches indiquent la direction des intestins et le cours du bol alimentaire ; on voit que, dans beaucoup d'endroits, il remonte contre son propre poids, ce qui se fait à l'aide des anneaux circulaires des intestins qui, en se

contractant de proche en proche, font cheminer les aliments. (*Voir planche 1re, lettre E, colon ascendant, et page 9,
lettre A, OEsophage.*)

A *Estomac* dont la peau est enlevée et ses vaisseaux
nombreux à découvert ; c'est d'après cette immense quantité de vaisseaux qu'on peut se rendre compte ou se faire
une idée des frissons qu'on éprouve au moment de la digestion, car le sang, en se concentrant sur l'estomac pour
en augmenter la chaleur et faciliter la coction des aliments, s'éloigne de la peau qui se refroidit en raison de
cette soustraction ou diminution ; c'est aussi pourquoi on
peut expliquer la promptitude des accidents dans une inflammation aiguë de l'estomac, etc., etc., comme dans le
choléra, la fièvre jaune, la peste, etc., etc. (*Voir n° 10,
page 33.*)

B B B B B. Intestin jéjunum.

C C C C C. Intestin iléon.

Ces intestins s'appellent *grêles ou petits ;* comme ils sont
très-longs, le *chyme* s'y trouve extrêmement divisé, ce qui,
avec leur position horizontale, propre à retarder son passage, fait que les vaisseaux *chylifères* peuvent puiser plus
aisément et plus abondamment le *chyle,* suc réparateur du
sang.

D. *Cæcum,* le premier des gros intestins ; entre cet intestin et l'iléon, se voit la valvule *ileo cæcale* (D), cette
valvule sert à empêcher que le *chyme,* une fois introduit
dans le *cæcum,* ne puisse rentrer dans l'intestin grêle *iléon,*
surtout quand on court ou que l'on va à cheval, et plus
encore pendant que le *chyme* parcourt le colon ascendant
E. (*Voir planche 1re, lettre E.*)

E. *Colon ascendant.* Cette partie du colon s'appelle
ainsi parce qu'elle monte, c'est dans cette portion d'intestin que se fait sentir ce tiraillement incommode et douloureux qu'on éprouve quelquefois quand on court, etc.,
et que l'on fait cesser en pressant sur la partie en ques-
tion : les ceintures que mettent les cavaliers et les postil-
lons sont pour le même motif.

F. *Colon transverse ou arc de colon.* Cet intestin porte
ce nom parce qu'il va d'un côté du ventre à l'autre. Si, au
moment que l'estomac est rempli, on court ou qu'on
monte à cheval, ou sur une voiture fortement cahotée,
la pesanteur de cet organe gêne le passage du bol alimentaire dans l'intestin ; aussi la meilleure position pour bien
digérer est d'être couché sur le dos. (*V. page 18, art. 8.*)

G. *Colon descendant* ou portion du côté gauche; elle descend et se contourne pour se conformer aux courbures des bassins; cette courbure porte le nom d'*S.* du colon.

H. *Le rectum*, intestin où séjournent, en dernier ressort, les matières fécales : comme cet intestin suit la courbure du sacrum, on doit, pour donner un lavement, diriger la canule de la seringue dans ce sens; car en butant contre la paroi ou côté du rectum et forçant dans ce sens on peut le percer et déterminer la fistule stercorale, disposer aux hémorroïdes; les canules courbes sont préférables en ce qu'elles s'accommodent mieux avec la courbure de l'intestin (planche 1re, H). L'extrémité du rectum s'appelle anus ou fondement, c'est un bourlet musculeux dont la contraction ou resserrement retient les matières stercorales dont il est si utile quelquefois de pouvoir en ajourner la sortie.

La courbure de cet intestin fait aussi que l'on retient plus facilement les matières que s'il était perpendiculairement placé.

I I. *Les releveurs de l'anus*, muscles qui soutiennent cette partie pendant les efforts que le rectum fait pour se débarrasser des matières fécales et tandis qu'il se serre, et contracte pour les retenir en attendant la possibilité de s'en débarrasser.

EXPLICATION PLUS DÉTAILLÉE

DE LA DEUXIÈME PLANCHE.

Figure première, première série. Estomac non malade, dont l'œsophage, le *pylore* et le *duodénum* sont coupés ou fendus par le milieu; l'estomac, proprement dit C, est privé de sa peau afin de laisser voir les muscles ou fibres dont chaque série l'entoure totalement.

A. *OEsophage*, on y voit des anneaux musculeux comme dans tout le tube intestinal, par la contraction desquels les aliments sont forcés d'avancer, non par leur propre poids, comme quelques personnes pourraient le croire. (Pour preuve les sauteurs ou saltimbanques qui avalent quoique les pieds en l'air.)

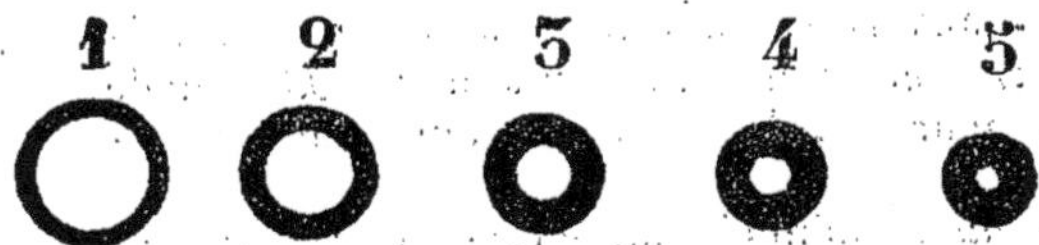

Ces ronds figurent une ouverture qui se rétrécit à mesure que ses bords grossissent ou s'épaississent.

PLANCHE DEUXIÈME.

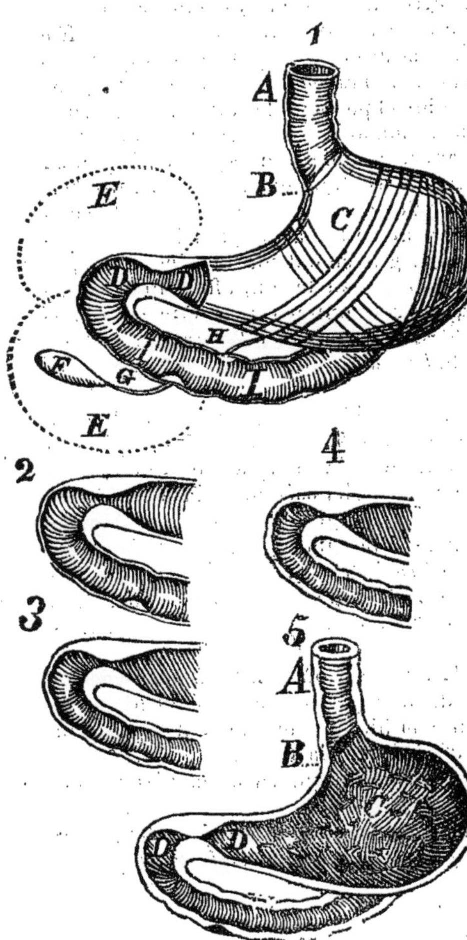

1. Estomac non malade et première série.

D D. Pylore non enflammé ou 1re série.

2. Deuxième série.

3. Troisième série.

4. Quatrième série.

5. Cinquième série.

A. OEsophage.

B. Cardia.

C. Fibres de l'estomac.

E E. Le Foie.

F. Vésicule de fiel.

G. Canal choléloque.

H. Conduit pancréatique.

I I. Duodénum et ses replis.

Figure 5.

Estomac malade ou cinquième série.

A. OEsophage.

B. Cardia.

C. Intérieur de l'estomac.

D D. Pylore fermé par l'inflammation.

B. Entrée ou ouverture supérieure de l'estomac. Elle s'ouvre et se ferme comme l'anus; quand elle est malade on éprouve des malaises, des maux de cœur et même des vomissements.

C. *Fibres ou muscles* dont chaque série entoure complettement l'estomac et dont les contractions simultanées le rapetissent et le forcent à se débarrasser de ce qu'il contient; c'est de cette manière que le vomissement s'opère par le *cardia*, ou que le *chyme* est poussé dans le duodénum en traversant le *pylore*.

D D. *Pylore* ou sortie de l'estomac, et entrée du duodénum non enflammé; cette ouverture ou passage offre double solidité, c'est-à-dire que ses parois sont deux fois plus épaisses que celles de l'*estomac*, cela afin de s'opposer et résister aux poids et passage des aliments, lorsque nous courrons, etc., quand l'estomac est rempli, puis aussi quand, pendant le premier temps de la digestion, les aliments sont promenés d'une extrémité à l'autre par les contractions partielles de l'estomac : c'est cette conformation et la texture de cette partie qui fait qu'elle devient si facilement et si gravement malade, et cause par sa maladie les trois quarts de celles qui affectent le corps et complique l'autre quart, comme tout ce que je dis dans cet ouvrage tend à le prouver; c'est cette partie et le duodénum qui offrent le *battement* dont les différents degrés constituent les *séries*.

E E. *Le foie*, organe considérable qui est situé du côté droit; pour démontrer son volume, il est figuré par des points; le sang en le traversant se sépare de la bile, dont une partie surabondante est déposée dans la vésicule du fiel F. Cet organe est si lourd qu'il contrarie la digestion, si l'on se couche sur le côté gauche pendant le premier temps de la digestion (*environ deux heures*), parce qu'en pressant sur l'estomac, il empêche la libre contraction des muscles ou fibres de cet organe, ce qui retarde *la chymification*

E. *Vésicule du fiel*, réservoir où la bile séjourne en attendant les besoins de la digestion; car quand le *chyme* n'a pas besoin de toute la bile que le foie peut séparer du sang, le surplus est déposé dans la vésicule du fiel.

G. *Canal cholédoque*, conduit qui va de la vésicule du fiel *au duodénum*.

H. *Conduit pancréatique*, çe conduit sert à porter le suc du pancréas (*organe glanduleux situé sous l'estomac*) dans le duodénum ; ce suc, comme la bile, sert à parfaire le *chyme* dans le second estomac où il reste environ une heure. (*Deuxième temps de la digestion.*)

I I. *Duodénum* ou second estomac, et premier des intestins, il est coupé ou fendu sur sa longueur : on y voit des replis circulaires, espèces de valvules qui servent à empêcher l'entassement des aliments pendant que l'on est debout, que l'on court ou qu'on va à cheval ; sa courbure et sa position horizontale sont pour les mêmes motifs ; on y voit l'orifice du canal cholédoque G et l'orifice du conduit pancréatique H.

N°˙ 2, 3, 4 représentent trois variétés ou degrés de resserrement ou rétrécissement du *pylore* D D, cause de toutes les maladies internes : ils sont désignés sous les noms de *séries* qui se trouvent définis au traitement général des maladies, n° 7, page 23.

N° 5 *ou cinquième série,* estomac malade à l'état de squirrhe, dont toutes les parties ont diminué de volume, excepté les parois ou peau de l'estomac qui ont doublé de grosseur ; il est coupé par le milieu de manière à présenter l'intérieur de cet organe ; l'estomac avec plaie ou cancer n'est pas figuré, pour la raison qu'il faudrait autant de figures que de plaies. Voir, pour plus de détails, traitement des maladies, n° 7, sixième série, page 29.

A. *OEsophage* dont les parois sont plus épaisses et les replis circulaires plus gros.

B. *Cardia,* cette ouverture se trouve rétrécie et presque fermée par l'inflammation.

C. *Estomac* proprement dit (ou *gaster*), dont toutes les parois sont épaissies par l'inflammation.

D D. *Pylore* dont les bords ou parois grossies par l'inflammation se touchent et ferment entièrement le passage, c'est la cinquième série ou squirrhe du pylore, il y a étisie ou amaigrissement général ; la vie dans ce cas est une espèce d'agonie que les sueurs colliquatives terminent le plus souvent.

N° 2. APPAREIL DIGESTIF ET PREMIER TEMPS
DE LA DIGESTION.

Appareil digestif, tube intestinal, voies digestives, etc., sont synonymes, c'est-à-dire la même chose, s'étend de la bouche à l'anus, et comprend la bouche, le gosier, l'œsophage, l'estomac ou *gaster*, le duodénum ou second estomac, et premier intestin ; le jéjunum, l'iléon (*intestins grêles ou petits*), le cœcum, le colon et le rectum (*ou gros intestins*) ; ces différents intestins sont sept à huit fois aussi longs que le corps, et dans l'état naturel, il faut au bol alimentaire environ cinq heures pour parcourir ou traverser ce même *tube intestinal*. Le mécanisme ou fonctions de ces parties s'appelle digestion, et se fait en trois temps ; environ deux heures dans le premier estomac, une demi-heure à trois quarts d'heure dans le *duodénum* ou second estomac, et deux heures environ dans les autres intestins. Voici comment cela s'opère :

Premier temps de la Digestion.

Les aliments introduits dans la bouche y sont soumis à la mastication et en même temps pénétrés par la salive, puis ensuite portés par l'*œsophage* et introduits dans l'estomac en traversant le cardia ou ouverture supérieure de cet organe ; ils y restent environ deux heures, pendant lequel temps ils y sont pénétrés de la chaleur et par les sucs gastriques ; alors les muscles ou fibres de l'estomac, en se contractant séparément, promènent ces mêmes aliments dans tous les sens, et les rendent homogènes, *c'est-à-dire de même nature ;* cette pâte ou bol alimentaire porte le nom de *chyme.*

Deuxième temps de la Digestion.

Après deux heures environ les muscles ou fibres de l'estomac se contractant tous ensemble le resserrent et le rapetissent par conséquent et le forcent de se débarrasser du *chyme*, qui est alors poussé dans le *duodénum* en traversant le *pylore* ou sortie de l'estomac ; là, par sa présence, son volume et sa qualité, il produit une sensation différente, la bile et le suc pancréatique coulent en conséquence, ce qui fait que le *chyme* peut séjourner dans cet intestin ou second estomac d'une demi-heure à une heure ; une demi-heure, par exemple, si le *chyme*, comme plus stimulant, fait couler davantage de bile et de sucs gastriques, qui, dans ce cas, lubréfient davantage et activent, par conséquent, l'élaboration du *chyme* et son expulsion.

Troisième temps de la Digestion.

Le *chyme* ayant séjourné dans une digestion naturelle environ une heure dans le *duodénum*, temps nécessaire pour que, par sa présence, il fasse couler la bile et les autres sucs digestifs, et s'en imprègne et pénètre, cet intestin, en se contractant, chasse ce *chyme* dans le jéjunum et l'iléon (*intestins grêles ou petits*), qui, par leur longueur, forment les quatre cinquièmes de l'étendue du *tube intestinal*.

Ainsi divisée, c'est dans ces intestins que la pâte *chymeuse* est dépouillée par les vaisseaux *chylifères* de ce principe nutritif qui est porté dans le sang sous le nom de *chyle* ; cette pâte y est d'autant mieux dépouillée qu'elle y est très-divisée, et attendu le grand nombre de points de contact, la position horizontale de ces mêmes intestins favorise aussi l'absorption de ce principe.

Le *chyme*, en parcourant les gros intestins (*cœcum, colon et rectum*), continue à être dépouillé du *chyle*, et prend, en approchant du *rectum* ou dernier intestin, une couleur plus foncée et d'une consistance plus grande, et, modifié encore par les mucosités intestinales, il arrive dans ce dernier intestin, où il se durcit, se colore et acquiert l'odeur qui lui est particulière, et, sous le nom d'excréments ou matières stercorales, est rejeté au dehors par la contraction du rectum, et celles simultanées des muscles du bas-ventre et du diaphragme. (*Voir la description de ce muscle, n° 9, page 32.*

N° 3. CONSIDÉRATIONS GÉNÉRALES
SUR LA FORMATION DE LA *CAUSE* DES MALADIES.

Première Considération.

Selon moi, l'inflammation du tube intestinal et surtout de l'estomac ou *gaster*, dont l'inflammation s'appelle *gastrite*, occasionne ou est *cause* des trois quarts des maladies (*les internes*), et complique toujours celles de l'autre quart (*les externes ou* chirurgicales); les différents degrés de cette inflammation en constituent les variétés. La structure des parties, comme on peut le voir par les planches ci-contre, en favorise singulièrement le développement, et, comme un traitement contraire ne fait qu'exaspérer les dispositions existantes, un sujet est d'autant plus tôt mort, qu'il est plus robuste, tant il est vrai que le suprême degré de l'inflammation amène l'anéantissement.

En faisant apprécier la structure et le mécanisme des organes de la digestion dans l'état naturel ou de santé, et dans les différents degrés de l'inflammation ou maladies, leur influence sur le cerveau en raison du diamètre de l'ovale facial, sur la poitrine en raison de son étroitesse ou resserrement d'avant en arrière, je crois rendre service à la société, comme l'éclairant sur ses plus chers intérêts (*sa santé*).

C'est surtout en parlant aux yeux par les figures ci-contre, que je pense avoir mieux atteint mon but; car les dix-neuf vingtièmes des hommes n'ont pas la moindre idée de leur intérieur (*ce qui me fait dire qu'on initie le public à tout, excepté à la connaissance de lui-même*), et par la description du mécanisme des organes de la digestion qui deviennent si facilement et si gravement malades, et dont il est si aisé et facile de prévenir la maladie, n'ayant qu'un point à considérer pour l'empêcher, tandis que dans son existence c'est l'*infini*.

Deuxième Considération.

Sur cent personnes prises au hasard, dans toutes les saisons, dans toutes les localités et à tout âge, quatre-vingt ont le pylore malade à des degrés différents, et par suite inévitable tout le *tube intestinal*, ce qui est caractérisé par un *battement* plus ou moins fort et prononcé à la région ombilicale; il faut, pour le reconnaître et l'apprécier, être couché sur le dos bien horizontalement et autant que possible à jeun, ou bien trois à quatre heures après le repas (*moment de vacuité de l'estomac*). En pressant alors graduellement dans l'espace compris entre le nombril et les côtes on trouve ou non ce *battement* : plus il est fort, et plus il y a de dureté; plus le squirrhe est prononcé, et la plaie ou cancer du *pylore* voisin de se former : l'imperfection des digestions est toujours proportionnée au degré de maladie ou inflammation du *pylore*, du tube intestinal en général, et aux écarts et abus que nous commettons sans cesse et indépendamment du trouble que l'imagination en ressent, eu égard à la défectuosité de l'oval facial (*voir planche première*), le corps en éprouve plus ou moins de dérangement ; *voici comment* :

Troisième Considération.

Plus un liquide est épais, plus il lui faut de place pour fermenter et bouillir ; le sang étant naturellement plus épais que le lait, doit, en recevant du *chyme* qui a fermenté un *chyle* âcre et acide, s'enflammer, et par suite inévitable irriter les parties qu'il traverse et pénètre pour les nourrir, échauffer et vivifier ; alors fièvre et douleur, suite de la fatigue que ce sang, plus ou moins enflammé, éprouve pour parcourir des vaisseaux nécessairement rétrécis par l'inflammation.

Cette fièvre et ces douleurs étant proportionnées au volume, à la structure et aux fonctions des parties que le sang parcourt, traverse et pénètre, on ne doit pas s'étonner des ravages plus ou moins foudroyants, suite de l'obstruction ou engorgement plus ou moins prononcé et subit du *tube intestinal*, du cœur, des poumons, de leurs enveloppes et membranes, et surtout du cerveau ; car indépendamment de l'apoplexie, quand l'action est prompte ou disposition à cette terrible maladie, ainsi qu'à la goutte sereine et à la cataracte, etc., etc., etc., quand les choses vont lentement, le jugement et les sensations en sont plus ou moins pervertis et toujours modifiés en raison de la défectuosité plus ou moins prononcée de la tête ; ce qui explique assez que la *cause* première et principale, je dirai même exclusive, de la peur, de la mélancolie, des peines de l'âme, de la *surexcitation nerveuse*, des différentes folies, des variétés si nombreuses d'épilepsie et autres maladies de nerfs, ainsi que de toutes les anomalies, existe dans le *pylore*, l'estomac et le duodénum malades, et par suite inévitable dans tout le *tube intestinal*.

Quatrième Considération.

Devant avoir une idée exacte de la digestion d'après les figures représentées dans les planches, et l'explication détaillée du mécanisme des organes concourant à l'accomplissement de cette importante fonction (n° 2, page 9), je vais produire ma pensée sur la formation du *battement*, *cause* de presque toutes les maladies, ou compliquant celles qu'elle ne produit pas.

D'après le thermomètre centigrade l'eau bouillante porte cent degrés, et la chaleur de l'estomac et des intestins dans l'état naturel est de quarante-deux; qu'on calcule l'effet qu'un liquide, eu égard à sa qualité et à son degré de froid, peut produire DANS ces parties pourvues de quarante-deux degrés de chaleur, ainsi organisées, et surtout dans l'état de vacuité; il est connu que la transpiration de ces parties sera supprimée, et les accidents doublés et triplés en raison de la quantité et du degré de froid du liquide, et de la chaleur plus ou moins grande du sac qui la reçoit; tant il est vrai que la *cause* qui occasionne une maladie peut bien l'augmenter en continuant d'agir de plus en plus fort.

Pour se faire une idée exacte de ce que j'avance, si un verre de forme ordinaire, dont la base est plus épaisse, était imprégné également de chaleur, et que l'on y mît subitement de l'eau froide, c'est dans l'endroit où le verre est le plus épais qu'il casserait, parce que c'est dans cette partie que la chaleur est le plus concentrée et que le contraste doit être plus frappant.

C'est ce qui arrive pour le *pylore*, car au moment (*cela dans l'état de vacuité de l'estomac*) où une quantité de liquide froid est introduite dans cet organe, celui-ci se contracte plus ou moins convulsivement, et en se resserrant pousse le liquide contre le *pylore* qui se trouve forcément pénétré de ce froid; cette impression, en supprimant la transpiration ou mucus de ces parties, y détermine une inflammation, un engorgement qui resserre le *pylore* et le rétrécit : l'estomac participant à cette inflammation ne peut plus broyer exactement les aliments, ce qui fait qu'ils séjournent trop longtemps dans l'intérieur de cet organe, et y fermentent afin de devenir assez liquides pour passer par le *pylore* rétréci par l'inflammation, ce qui fait que ces aliments, ainsi fermentés, ne peuvent plus donner et fournir qu'un *chyle* âcre et acide, qui nécessairement enflamme le sang et est la *cause* des trois quarts des maladies qui affectent notre corps, et complique toujours celles de l'autre quart. Ce que l'on peut apprécier en lisant le traitement

général des maladies. (N° 7, page 23, et l'article *indiges-*
tion, page 34.)

N° 4.   DES TEMPÉRAMENTS.

Les parties solides de notre corps (*les os*) sont aux différents sucs ou humeurs qui le composent de 1 à 9, pro-
portions qui varient de 5 à 9, ce qui constitue les tempéraments, qui sont au nombre de trois, que je distingue
en *sanguin* composé d'une partie de solide sur cinq de liquide; en *lymphatique*, de une à neuf, et *bilieux* ou *mixte*,
de une à sept.

Du Tempérament sanguin.

Ce tempérament de 1 à 5 est, sans contredit, le préférable, car les sucs n'y étant pas par excès, les actes ou
fonctions de la vie se font d'une manière régulière, si les
voies digestives sont en bon état et si la digestion se fait
bien : chez les sujets de ce tempérament, les os et les
muscles sont en général bien prononcés; il y a peu de
scrofules, de teignes, de dartres; les plaies se guérissent
facilement et les maladies aiguës, telles que la pleurésie, etc.... (*voir les signes et le traitement de cette terrible
maladie, n° 8, page 30*), présentent des signes et caractères
tranchés; les cheveux sont noirs ou châtains foncés, forte
barbe, les affections chroniques de l'estomac amènent l'é-
tisie ou amaigrissement général, qu'accompagnent toujours la mélancolie ou l'hypocondrie, pour les têtes n° 1,
et la folie, etc... pour celles n° 3. (*Voir planche 1re.*)

Du Tempérament lymphatique.

Ce tempérament est caractérisé par l'abondance des
sucs ou sérosité (1 à 9) : la mobilité et la fragilité de la
santé en sont les suites inévitables.
Si peu que l'estomac soit malade on maigrit facilement

et promptement, et l'on engraisse promptement aussi, si le tube intestinal est en bon état; le moindre écart dans le régime contrebalance, d'une manière bien sensible, l'équilibre si nécessaire à la santé; il y a presque toujours fièvre et la vie s'use beaucoup plus vite : c'est ce tempérament qui fournit les plus belles peaux; dans l'état de santé, les formes sont gracieuses; mais autant la peau est belle et délicate, autant elle est impressionnable, et cela d'autant plus que les voies digestives sont malades. Dans ce cas, les scrofules, la teigne, les dartres épuisent le corps, épuisement qui se termine, le plus souvent, par l'hydropisie; les cheveux sont blonds ou rouges, ou d'un noir jais, la barbe est rare, la timidité se fait remarquer chez les sujets de ce tempérament : beaucoup d'hommes s'occupent d'ouvrages de femmes. La paresse et l'inaction caractérisent aussi ce tempérament.

Du Tempérament bilieux ou mixte.

Ce tempérament tient du sanguin et du lymphatique, et offre par conséquent la réunion des deux précédents : c'est chez les sujets de ce tempérament que se rencontrent le plus de cas d'obésité (*trop gras*); ceux qui n'ont pas de battement (*voir n° 3, deuxième considération, page* 12) et qui, par conséquent, n'ont pas mal à l'estomac, qui sont bien nourris et ne fatiguent pas, meurent accidentellement et avant l'âge par excès de santé : les maladies sont toujours violentes et leurs signes obscurs et compliqués; les érysipèles, la couperose ou boutons à la figure, les dartres, la teigne, les scrofules, etc... sont fréquents et difficiles à guérir, ainsi que les plaies en général : dans certaines familles les gales sont héréditaires, la jaunisse fréquente, l'apoplexie toujours foudroyante; la cataracte, la goutte-sereine plus communes que dans les autres tempéraments; il fournit aussi plus de cas de gouttes, de rhumatismes inflammatoires, de tumeurs blanches des articulations, de mauvais boutons, squirrhes et cancers; les éphélides ou taches de rousseur, affections qui sont toujours compliquées par la maladie des organes digestifs.

N. 4. POINTS ESSENTIELS A OBSERVER

POUR ÊTRE EN SANTÉ ET S'USER MOINS VITE.

1° Ne pas boire froid, surtout quand l'estomac est vide, parce qu'étant pourvu de quarante-deux degrés de chaleur (*thermomètre centigrade*), le froid supprime la transpiration ou mucus de cet organe, qui devient malade et dont le mal se trouve proportionné à la quantité et au degré de froid de la substance avalée. — On doit, quand il n'y a rien dans l'estomac, boire au moins à quarante degrés de chaleur (*thermomètre centigrade*)

L'eau est la substance la plus meurtrière qu'on prenne, en ce qu'on l'avale gloutonnement et en grande quantité, et aussi parce qu'on la trouve presque toujours à sa disposition ; le vin, à supposer qu'il soit aussi froid que l'eau, ne produit pas un effet aussi dangereux, l'esprit qu'il contient empêchant l'impression du froid, et comme le plus souvent on le prend en petite quantité, il arrive que ce qui est avalé réchauffe ce qui vient après, et ainsi de proche en proche, il n'en résulte qu'une augmentation de chaleur de l'estomac et une fatigue pour le corps.

La glace n'est pas non plus aussi dangereuse que l'eau froide, parce que, pour être avalée, elle se fond dans la bouche, où elle se réchauffe.

2° Bien mâcher les aliments, car, sans cette précaution, ils séjournent trop longtemps dans l'estomac, y fermentent et s'aigrissent, ce qui ne peut donner au sang qu'un *chyle* âcre et acide qui l'enflamme et le rend malade, et, par suite inévitable, toutes les parties du corps, puisque, pour les nourrir et réparer, ce même sang les traverse et les pénètre.

3° Ne pas manger trop à la fois, car dans ce cas l'estomac se trouvant trop distendu, ne peut pas broyer assez exactement les aliments, ce qui retarde la digestion et occasionne les inconvénients mentionnés dans l'article précédent.

4° Ne pas manger trop souvent, parce que les aliments restant deux heures dans le premier estomac, on trouble la digestion toutes les fois qu'on prend quelque chose avant ce temps ; ceux qui fument à tout propos et à chaque instant, comme aussi ceux qui sucent constamment des

pastilles, de la gomme, etc..., se font plus de mal qu'ils
ne pensent : on doit fumer et prendre son café tout de
suite après le repas.

5° Boire assez en mangeant, c'est-à-dire en raison de sa
soif, de la quantité et de la qualité des aliments ingérés :
si l'on ne boit pas assez, les glandes salivaires et celles de
l'estomac sont obligées de fournir beaucoup, ce qui épuise
le corps ; et d'ailleurs la salive en trop grande quantité
contrarie la digestion en l'activant et la précipitant : le
bol alimentaire doit toujours être moitié liquide, et la
boisson les trois quarts aqueuse : ceux qui ne boivent que
du vin, qui abusent du café et des liqueurs, s'usent au
point d'être vieillards à cinquante ans, et finissent par une
longue agonie ; tels que *Bonaparte* et *Dupuytren*, etc., etc.
Ces personnes sont à comparer à un charbon ardent qui
s'use d'autant plus vite, qu'il est soufflé plus constamment
et que son feu a répandu plus d'éclat.

6° Ne pas rester plus de quatre à cinq heures sans mettre
quelque chose dans l'estomac ; après deux heures il se frotte
à nu, il s'échauffe, s'irrite et s'enflamme : on doit cependant respecter le sommeil tranquille.

7° Ne pas prendre moins d'un tiers de litre pour empêcher le frottement de l'estomac (*se réglant d'après l'âge,
la stature et la force du sujet*), parce que l'estomac, obligé
de se serrer pour presser ce qui arrive dans son intérieur,
se serre trop pour presser une cuillerée, par exemple, et
ne trouve pas de quoi s'humecter, ce qui l'échauffe et l'irrite, et augmente une inflammation existante.

8° Ne pas se coucher sur le côté gauche, surtout pendant le travail du premier temps de la digestion (*environ
deux heures*). Dans cette position l'estomac se trouvant
renversé et le foie, qui est à droite et qui alors pèse sur
lui, empêche les mouvements nécessaires au broiement
des aliments et à ce qu'ils puissent être poussés librement
et à temps utile dans le *duodénum*, ce qui fait que la digestion est toujours plus ou moins retardée : la meilleure
position, pour bien digérer, est d'être couché sur le dos
et au chaud, la chaleur du lit aide aussi la digestion, et
quand elle est pénible on tient utilement quelque chose de
chaud sur la région ombilicale ; pendant la marche préci-
pitée, le *pylore* se crispe pour empêcher les aliments de
passer, ce qui retarde la digestion : qu'on juge ce qu'un
exercice plus violent peut occasionner ; on peut, par un
coup-d'œil sur la première planche, remarquer que sur

plusieurs points les aliments remontent contre leur propre poids, surtout dans le colon ascendant E, planche première.

9° Faire son repas sans intervalle et autant que possible, dans une demi-heure à trois quarts d'heure, au plus dans une heure : en mangeant pendant une heure et demie à deux heures et plus, etc., on trouble la digestion des premiers aliments, ce qui occasionne des indigestions plus dangereuses que celles où l'on vomit les aliments de suite après le repas.

10° En allant du ventre de suite après avoir mangé, la plus ou moins grande contraction et pression du *diaphragme* peut forcer le *pylore* à laisser passer des aliments dont la digestion n'est qu'à peine commencée, de même aussi monter à cheval ou sur une voiture fortement cahotée, ou courir très-vite, la secousse entasse les aliments qui, déjà par leur propre poids, fatiguent plus ou moins le *pylore* et retardent la digestion, qui ne peut pas se faire exactement pendant la crispation et la contraction forcée de l'estomac.

11° Eviter les changements brusques de température, autrement la transpiration insensible se supprimant, c'est toujours sur la partie faible, par surexcitation, que la nature porte son attention ou que la répercussion a lieu : l'oubli de ces précautions occasionne des dérangements toujours proportionnés au degré de maladie de l'estomac, etc., etc. En général une mauvaise digestion use bien plus le corps que huit jours de travail forcé.

N° 6. PRÉCEPTES, CONSEILS ET OBSERVATIONS.

1° L'estomac est le pivot de la vie, la digestion la boussole de la santé, comme le régime en est le gouvernail, et les urines le baromètre du corps : les faux préjugés, l'ignorance, les abus et écarts dans le régime font mourir jeunes les trois quarts des hommes, et sont cause que ceux de l'autre quart sont infirmes et vieillards avant l'âge, etc. Très-souvent l'homme qui se croit en santé est à comparer à un charbon ardent, qui s'use d'autant plus vite qu'il est soufflé plus constamment et que son feu a répandu plus d'éclat.

J'aurai contre moi les gens pourvus de trop de vie et

dont cet excès tue subitement la plupart : Exemple, l'*obésité*, l'*apoplexie*, etc., mais si j'ai des détracteurs, j'ai du moins la satisfaction d'avoir des prosélytes, celle de délivrer nombre de malades des manœuvres des charlatans, de la turpitude de certains pharmaciens et des tortures des médecins de demi-science qui sont si nombreux.

2° Tout ce que l'on digère bien nourrit ; mais il est des aliments qui nourrissent davantage, tel que le lait, ce qui est prouvé par les enfants et les animaux qui têtent, et qui ne prenant que le lait de la mère sont bien portants ; cette substance nourrit d'autant plus que l'estomac fatigue peu pour la digérer : la santé brillante des hommes qui, dans les chalets, sont occupés à la fabrication du fromage, et dont la principale nourriture est le laitage, en est une preuve aussi.

La viande vient après : l'embonpoint de presque tous les bouchers en est un exemple.

Le pain, le riz, le vermicelle, etc., contiennent aussi beaucoup de principes nutritifs et se digèrent facilement.

Les légumes et les fruits nourrissent peu, et cela d'autant moins que l'estomac fatigue beaucoup à cause de la fermentation qui en accompagne toujours la digestion.

La digestion pénible d'un repas fait plus de mal au corps que huit jours de travail forcé, etc.

3° Tout est inné chez l'homme ; l'éducation modifie à la vérité ses inclinations, qui toutes sont assujetties à l'état de l'estomac et à la forme de la tête : l'homme qui a la tête comme le n° 3 est naturellement bon et sensible, pleurant facilement et involontairement, et quand il est ivre il est d'autant plus méchant et privé de raison que son estomac est plus malade.

4° Que de suicides, que d'orphelins, que de parents privés de leurs enfants, que d'injustices, que de victimes, que d'hommes sequestrés de la société, que d'abus enfin qui n'existeraient pas si la *cause* des maladies était mieux connue !

5° Que le public pense et se persuade que, si cette *cause* était mieux connue, il ne mourrait pas autant de jeunes médecins et qu'il y en aurait aussi moins de languissants.

6° En étudiant la forme de la tête et l'état de l'estomac de leurs enfants, les parents sauraient mieux distinguer les états qui leur conviennent : les chefs militaires, les fonctionnaires publics en tout genre sauraient mieux se

connaître et apprécier leurs subalternes, ce qui ferait qu'il
y aurait moins d'injustices ; les instituteurs pourraient
plus facilement se rendre compte de l'aptitude comme de
l'étourderie de certains élèves : dans les mariages on devrait s'attacher davantage à la forme de la tête qu'à certains agrémens extérieurs ; le bonheur de la société en général en dépend : car l'homme qui a la tête comme n° 3
et l'estomac malade, n'est pas plus maître de ses idées que
de ne pas boîter avec une jambe plus courte que l'autre.

7° Combien l'art de guérir est noble et grand, et combien est estimable le médecin que guide l'humanité ! Quoi
de plus respectable aussi que celui ou celle qui répartit si
sagement et sans ostentation son temps disponible et ses
épargnes entre les malheureux, sans s'informer de leur
religion, de leur moralité, de leur position sociale ; c'est
un malheureux, il souffre, il faut l'aider et le soulager,
voilà leur devise.

Mais combien le charlatanisme (*vrai protée*) avilit et
déshonore un si noble état. Car quoi de plus méprisable
que la plupart (*c'est le cas de dire ici qu'il n'y a pas de règle
sans exception*) de ces dames et sœurs de charité (*associa-
tion de femmes c'est assez dire*) qui, sous le masque de la
religion, abusent de la crédulité publique et répartissent
si mal le restant des dons des philantropes que les saintes
orgies n'ont pas dévorées.

Les services et aumônes sont en raison de l'hypocrisie
des protégés : *cet homme n'est pas marié, cette fille a fait
un enfant, etc.,* **ET TOI** !

8° En attendant que la justice veuille s'occuper de ré-
primer le charlatanisme qui avilit la France aux yeux des
autres provinces où il est fortement bridé, je me hâte de
faire paraître mon *Régulateur de la santé*, afin d'éclairer le
public et le garantir des sourdes manœuvres de l'intrigue
pharmaceutique. Quoi de plus ridicule que ces *prétendus
amers et dépuratifs du sang*, et d'autant plus dangereux
qu'ils sont délivrés sans ordonnance de médecins ; il y en
a même des dépôts chez des épiciers, des papetiers, etc.;
que d'abus aussi chez cette caste d'herboristes ; M. le doc-
teur y donne ses consultations (*vrai repaire*).

On voit des imprudentes sages-femmes qui, pour l'ap-
pât de faire une saignée, préparent très-souvent des infirmités et des maladies incurables.

9° Ces médecins de demi-science qui, par leur médecine expectante, laissent en temporisant les maladies devenir mortelles (*telles que la pleurésie, voir n° 8, page 30*).

Quant aux médecins de Paris et de tant d'autres endroits envoyés pour conjecturer et faire des essais sur des malades affectés, *dit la rumeur publique*, de maladie épidémique (*voir maladie épidémique, n° 45*), le temps et le public en feront justice, surtout quand on aura pu, d'après mon ouvrage, se convaincre et s'assurer de la *vraie cause* des maladies.

Je connais des docteurs qui sont *décorés* parce que le village où ils ont eu le courage d'entrer n'a pas été entièrement dépeuplé par *l'épidémie* ou maladie régnante.

La plupart de ces médecins ainsi décorés ont non-seulement dans les familles dont ils ont la confiance, mais dans leur propre maison, des enfants, des épouses, etc., infirmes, vrais squelettes ambulants, qui sont autant de tableaux parlant de leur impéritie et pusillanimité, ou plutôt parce qu'ils ne connaissent *pas la cause des maladies.*

Des Charlatans, obligations des Maires, etc.

10° A supposer que les remèdes que vendent les charlatans soient sans action et sans vertu, ils deviennent extrêmement dangereux pour celui qui, atteint d'une pleurésie (*voir n° 8, page 30*) ou d'une hernie étranglée, etc., (*voir n° 27*), et qui, dans la croyance de se guérir avec un remède qui a guéri un *bobo* chez son voisin, laisse en temporisant sa maladie devenir mortelle; l'académie de médecine ne devrait-elle pas rougir d'accorder des autorisations pour dépôts de remèdes, d'abord chez des hommes qui ne sont pas pharmaciens, puis pour ne pas surveiller ces derniers pour la distribution de ces *prétendus dépuratifs du sang*, etc., qui ne doivent pas être délivrés sans ordonnance de médecin (*pitié, pitié ! !*) Ces remèdes sont d'autant plus dangereux et incendiaires qu'ils sont employés pour tous maux sans égard pour l'âge, le sexe, l'ancienneté de la maladie, etc., *vraie selle à tous chevaux;* viennent ensuite les pharmacies des hôpitaux tenues la plupart par des femmes, puis ces pharmacies dans les châteaux, chez certains ecclésiastiques, dans des couvents; tant que les maires ne seront pas punis pour ces sortes d'abus et tant d'autres qui se perpétuent d'une manière si ridicule dans certaines localités, le mal subsistera. Ils doivent savoir aussi qu'il n'est pas permis de vendre des remèdes en public, de quelque espèce et nature que ce soit, sans excepter même l'eau de Cologne que les charlatans vendent comme guérissant tous les maux; il n'y a qu'en France où ces abus ont lieu.

Nº 7. TRAITEMENT DE LA *CAUSE* DES MALADIES

ET DES SIGNES DE MALADIES QUI EN SONT LA SUITE.

PREMIÈRE OBSERVATION.

Toutes les maladies sont inflammatoires à leur début ou commencement, le contraste du froid avec la chaleur en est toujours la *cause* (*Voir les Considérations, nº 3*), les variétés ou signes des maladies sont en raison de la force du sujet, de son tempérament, de son sexe, de son âge, etc., etc..., et de l'action plus ou moins violente de cette *cause*.

Les saignées générales ou avec la lancette pour établir l'équilibre (nº 44), les sangsues pour dégorger localement, une diète sévère (43, *l'article diète*), puis un atmosphère régulier de 25 à 30 degrés de chaleur (*thermomètre centigrade*), sont les moyens de guérir toutes les maladies internes, et d'aider à diminuer et guérir les externes ou chirurgicales; ce n'est que par les urines qu'on peut préciser les cas de saigner utilement (*Voir nº 8, page 30, les signes et traitement de la pleurésie*); les médecins qui saignent sans cette précaution, saignent toujours au hasard.

IIᵉ OBSERVATION.

Dans toutes les saisons, dans tous les pays, dans toutes les localités et à tout âge, sur cent personnes prises au hasard, quatre-vingts ont un *battement* à la région ombilicale, et c'est en raison de ce battement, *cause* des maladies (*voir page 12, 2ᵉ Considération*), et de la dureté plus ou moins prononcée qui l'accompagne, que j'apprécie l'état ou degré de la *cause* des maladies pour le traitement de laquelle je distingue six séries, dont cinq figurées planche 2ᵉ, page 7, par les nºˢ 1, 2, 3, 4 et 5.

Première série DD, *figure 1ᵉ*, *2ᵉ planche*. Cette série est sans *battement*, avec les précautions générales (*page* 18, 7°) on peut entretenir le jeu régulier de la vie, éviter, par conséquent, la *cause* des maladies et s'user moins vite ; mais comme il n'y a jamais équilibre parfait pour la chaleur de l'estomac, et que le sentiment de la faim résulte du frottement à nu ou à vide des parois de cet organe, il y aura une faim ou appétit plus grand pour un estomac un peu irrité, qui, pour cette raison, est plus sensible, ce qui fait que le frottement sera plus sensible aussi; on mange en conséquence, et la digestion étant plus prompte en raison des mouvements précipités de l'estomac et de l'augmentation de chaleur de cette partie, le corps prend un accroissement d'autant plus prompt, que le régime est plus nourrissant et que l'on fatigue moins : un engourdissement résulte de ce trop de vie, l'apparence de santé est telle que la peau en est violette, le cerveau participe à cet engourdissement, et si un plus grand nombre d'enfants qui se trouvent dans ce cas, ne meurent pas à la minute, c'est qu'à cet âge les os du crâne sont élastiques; mais les attaques de nerfs, les tics ou mouvements convulsifs involontaires, l'épilepsie, les paralysies, les maux d'yeux, toutes les variétés de teigne, la goutte sereine, l'imbécilité pour les nᵒˢ 3 et 4, la surdité suite d'écoulements purulents qui détruisent le tympan, sont le partage de l'enfance, ainsi que les obstructions, le croup et ses variétés, etc..... : tandis que l'apoplexie foudroyante tue les sujets qui ont trop de vie, et chez lesquels l'ossification du crâne est complète, et, pour cette raison, nullement élastique pour l'action des vaisseaux surtout, les tue, s'ils ne saignent pas abondamment par le nez, ou s'ils ne sont pas saignés copieusement à la minute avec la lancette; les moins robustes, chez lesquels on calme un peu la maladie sans la faire avorter, c'est-à-dire qui ne saignent pas assez par le nez, ou qui ne sont saignés qu'au quart de ce qu'il faut avec la lancette pour amener l'équilibre nécessaire (n° 44), en sont quittes, si des remèdes incendiaires ne les tuent pas, en sont quittes, dis-je (*indépendamment des souffrances inouïes*), pour trente à quarante jours de maladie, toujours entre la vie et la mort, quelquefois avec la perte d'un œil, toujours la chute des cheveux, des ongles et la peau renouvelée deux ou trois fois, indépendamment de la lésion des organes intérieurs, et la vie qui se trouve usée d'un quart, etc.

Des demi-précautions font qu'on ne devient pas malade dans cette première série; alors les choses vont lentement, et il en résulte l'obésité (*trop gras*), qui fait mourir jeunes beaucoup de sujets, surtout ceux qui sont bien nourris et qui ne fatiguent pas; pour prévenir et diminuer l'*obésité* (*voir* n° 19).

Traitement des accidents de cette première Série.

Des saignées de bras (*une livre chaque fois, calculant l'âge*) faites de six heures en six heures et douze sangsues à l'anus (*insister sur les sangsues à l'anus, pour les enfants qu'on ne peut pas saigner*), que l'on doit renouveler de six heures en six heures, jusqu'à ce que les urines blanchissent et se troublent une heure après être rendues, puis une diète sévère, aqueuse, chaude et méthodique (*voir* n° 43), et une atmosphère régulière de 25 à 30 degrés (*thermomètre centigrade*) sont les principaux moyens de faire avorter une maladie. Il est des cas si pressans qu'il faut doubler et même tripler la quantité de sang avec la lancette, puis, au besoin mettre deux cents sangsues (*eu égard à l'âge*) dans un sac, dans lequel on engage le malade, ne lui laissant dépasser que la tête. Des urines laiteuses annoncent la convalescence qui est d'autant plus courte que l'on a agi plus activement.

L'inflammation terminée, les organes digestifs ayant été trop excités par l'inflammation, sont, le plus souvent dans une espèce d'abattement (*tel un ressort qui a perdu de son élasticité pour avoir été trop distendu*), engourdissement que l'on fait cesser utilement avec un vomitif; le préférable est le tartre stibié (*vulgairement émétique*), trois grains pour un homme, un grain pour les enfants, les trois grains dans trois verres d'eau, et le grain dans un verre, prendre en trois doses, une d'heure en heure jusqu'à ce que le vomissement ou des selles surviennent; boire de l'eau tiéde en vomissant (*bien chaude elle empêche de vomir*), ce qui prouve que tout ce qui est chaud aide la digestion; tous les purgatifs conviennent, car ce n'est que l'abus et la fausse application qu'on en fait qui les rendent dangereux et meurtriers.

Deuxième Série, n° 2, *deuxième planche.* Le moindre *battement* caractérise la deuxième série; comme dans cette série le corps n'est pas encore affaibli par la maladie, le sang est constamment en ébullition par suite des mauvai-

ses digestions (*annoncées par des rots, des vents, des selles
irrégulières, des urines rouges, le sommeil agité, une peau
brûlante, des ébullitions ou fièvre ortée et* 15, 20 *et* 25 *pulsations au-dessus de* 60 *par minute, qui est le terme de la santé
pour l'homme fait*), les enfants sont plus étourdis, la dentition
plus difficile et douloureuse, la coqueluche, le croup, la
rougeole; la petite vérole, etc., plus dangereuses, l'incon-
tinence des urines, la chute du fondement plus fréquente,
etc. L'homme est plus exalté, les folies se déclarent pour
les n°s 3, l'épilepsie accidentelle pour les n°s 1 et 2, celle
de naissance n'est que pour le n° 3. Les maladies acci-
dentelles sont accompagnées de convulsions, de tétanos
(*raideur continuelle et convulsive des muscles et des membres,
suite d'une contusion, d'une chute sur la tête ou sur les fesses,
écrasement d'une partie, etc., etc.*), la rage (*hydrophobie*)
font des victimes surtout pour les n°s 3 et de 2 à 3, le coma
(*ou assoupissement profond*) pour le n° 4; ces accidents sont
à peine sensibles pour le n° 1. Les maladies de la peau
sont dans toute leur vigueur modifiées en raison du tempérament (*voir n°* 4, *page* 15), et des excès qui tous sont
comptés, les pertes et fausses couches plus fréquentes, les
signes de grossesse plus obscurs et incertains, la mens-
truation plus orageuse, les désirs vénériens plus prononcés, l'époque critique plus dangereuse : le sang, en recevant un mauvais *chyle*, augmente de volume et fatigue
tout le corps; de là les douleurs rhumatismales dont les
noms (*pour les médecins de demi-science*) sont aussi nombreux qu'on peut en faire avec les lettres de l'alphabet;
le cœur lui-même, fatigué par l'inflammation générale,
pousse plus difficilement ce sang gonflé et grossi : les anévrismes se déclarent alors (*voir la description de cette terrible maladie, n°* 12), l'apoplexie, la cataracte, l'amaurose ou
goutte sereine, les surdités, les convulsions, la chute des
cheveux et leur changement subit arrivent (*Voir à la table
le traitement de tous ces accidents et variétés de maladies.*)

Le traitement pour cette deuxième série consiste dans
une diète sévère et méthodique, à saigner avec la lancette
en raison de la force du sujet et de la violence de la maladie, à dégorger l'estomac et les intestins par des sangsues
sur la région ombilicale et à l'anus, se réglant d'après la
couleur des urines (*blanches on ne saigne plus*); il faut être
bien réservé pour les purgatifs dans cette deuxième série,
pour laquelle la convalescence sera toujours longue et
presque interminable pour la troisième et surtout la qua-

trième. C'est ici le cas comme dans toutes les maladies, d'apprécier que le vrai médecin est celui qui peut empêcher les maladies.

Troisième série, n° 3, deuxième planche. Dans cette série le *battement* est du double plus fort que dans la seconde, avec un commencement de dureté, le corps est diminué d'un tiers, la vie est toute de nerfs, tout est exalté, les passions plus violentes, les désirs vénériens plus fatigants, les manies, le fanatisme, la nostalgie, etc., sont portés à l'extrême, les suicides plus fréquents, surtout pour les sujets qui ont la tête n° 3, la chute de l'anus, les incontinences d'urines, les difficultés d'uriner, les sciatiques, les hémorroïdes, les flueurs blanches et, par suite inévitable, la stérilité (*voir n° 12*), de petites plaies ou chancres superficiels paraissent quelquefois sur la langue, au gosier, et deviennent plus prononcés pour la quatrième série. Accidents ou complications plus fréquents et prononcés chez les personnes qui suivent un régime échauffant et incendiaire.

Le traitement pour cette série consiste à faire une saignée de bras à celui qui a encore une certaine masse de vie ; cette saignée est pour établir l'équilibre ; et des applications de sangsues sur l'estomac et à l'anus sont pour dégorger utilement le tube intestinal qui, depuis plus ou moins longtemps, reçoit une nourriture mal préparée ; pour agir activement mettre des sangsues tous les huit jours et autrement tous les mois, jusqu'à ce que les urines se troublent et blanchissent une heure après être rendues : nne diète sévère est de rigueur, en attendant et pour aider ce changement dans les urines ; quand elles sont blanches on augmente la nourriture, s'observant d'après les points essentiels (*page* 17), sans perdre de vue que l'estomac malade demande à être ménagé, et qu'un peu, bien digéré, nourrit, tandis que beaucoup, mal digéré, affaiblit et rend malade ; enfin, huit jours de travail forcé pour celui qui a l'estomac sans battement lui font moins de mal qu'une digestion un peu pénible. Une chose utile dans cette série, comme dans les suivantes, est de tenir sur la région ombilicale un large emplâtre de ciguë recouvert d'une couche légère d'extrait de belladone, il est calmant et stupéfiant ; le renouveler tous les quinze jours et le continuer longtemps. Je donne aussi la tridace ou extrait de laitue, quelques grains chaque jour. l'éther sulfurique comme antispasmodique à la dose de deux ou trois gouttes dans un verre de boisson, l'eau de fleurs d'oranger, l'eau de laitue, de mauve, etc.; mais si peu que cela dégoûte le malade, je supprime tout et m'en tiens au *régime* que réclame la série ou degré de maladie.

Quatrième série, n° 4, *deuxième planche*. Cette série a le *battement* un peu moins fort que la troisième, mais plus profond et avec dureté plus prononcée; la vie est usée de moitié, et plus on mange, plus on maigrit; la vie est toute concentrée sur l'estomac et les intestins; elle y est par conséquent par excès, on doit chercher à y établir l'équilibre par les mêmes moyens que pour la troisième, excepté l'emploi de la saignée que contre-indique la diminution de vie ou maigreur, proportionnant le nombre de sangsues et leur application à l'âge, à la force, etc...... Dans cette série il y a à craindre le squirrhe, qui caractérise la cinquième série. Pour ces deux séries, les urines sont le baromètre du corps, elles sont en général très-claires; lorsqu'elles rougissent un peu, il faut prendre une nourriture plus liquide et plus aqueuse, et s'appliquer des sangsues sur l'estomac et à l'anus pour ramener l'équilibre, qui est annoncé par des urines laiteuses; après avoir diminué cette ancienne inflammation des troisième, quatrième et cinquième séries, quand enfin l'équilibre est établi, et annoncé par des urines laiteuses; les intestins qui sont à comparer à un ressort trop tendu, et qui, pour avoir été trop irrités, sont dans une espèce d'engourdissement et d'abattement qui amènent une constipation opiniâtre, qui épuise le malade et que l'on fait cesser avec l'huile de ricin, seul purgatif que je conseille; il produit dans ce cas un effet salutaire; la dose est depuis une demi-cuillerée à café pour le plus jeune enfant, graduant suivant l'âge, jusqu'à une cuillerée à bouche pour un homme (*eu égard cependant à l'épuisement surtout de la cinquième série*); on triture l'huile avec du sucre et une portion de jaune d'œuf proportionnée à la quantité d'huile; on ajoute l'eau nécessaire et l'on prend la dose d'une seule fois; on boit de l'eau ou du bouillon aux herbes à chaque selle : ne pas abuser de ce moyen que l'on répète tous les huit jours, jusqu'à ce que la nature ait repris ses droits (*deux ou trois fois au plus*). Les femmes grosses de ces séries doivent se soigner plus exactement que les autres, attendu que la grossesse, sans être une maladie, épuise et fatigue le corps; on peut sans en abuser prendre des lavements, (*voir page* 6, *lettre H, rectum*).

Cinquième série, n° 5, deuxième planche. Dans cette série le *battement* est petit, mais précipité, très-profond; le pylore, presque entièrement fermé, est comme collé à l'épine du dos; cet état constitue le squirrhe ou durcissement de ce même *pylore* : il y a toujours constipation, quelquefois vomissement avec des efforts bien pénibles; des soins minutieux, assidus et réguliers entretiennent la vie, et allégent un peu les souffrances. Ici l'emplâtre de ciguë avec l'extrait de belladone convient beaucoup pour aider à calmer le vomissement, dont les efforts fatiguent toujours davantage l'estomac, puis choisir dans les substances liquides celles qui sont le moins rejetées. Le lait est le préférable en ce qu'il nourrit beaucoup; exemple, les enfants qui têtent.

Sixième série ou série supplémentaire, caractérisée par le cancer ou plaie de l'estomac et les plaies ou ulcérations des intestins : le cancer de l'estomac et des intestins pouvant être le résultat de la lésion ou blessure faite par un corps étranger, par une substance corrosive, par des purgatifs trop violents, etc., etc., peut survenir à toutes les séries, et les compliquer en produisant des accidents proportionnés en raison de leur nombre, de leur largeur et de leur position, calculant aussi que plus le sujet est fort et plus il y a encore de vie, plus les accidents sont terribles et fatigants. Cette sixième série n'est pas figurée dans les planches, attendu qu'il faudrait autant de figures que de variétés de plaies, etc., etc.... Ce qu'il y a de trop certain et trop malheureux, c'est qu'on ne guérit pas quand il y a plaies un peu profondes, parce que les mouvements des intestins, qui se frottent continuellement et pendant le sommeil même, s'oppose à la cicatrisation des plaies du tube intestinal,

Les plaies à l'estomac se reconnaissent à une tumeur plus ou moins considérable, bosselée et toujours très-douloureuse et sensible au toucher. Beaucoup de malades succombent spontanément par suite d'un vomissement de sang, provenant de la rupture de quelques vaisseaux ouverts par l'agrandissement de la plaie. Une variété de vomissement de sang est celui qui, provenant de la rupture de quelques vaisseaux devenus variqueux par l'ancienneté de la maladie; il agit comme saignée locale et est bien efficace, ce qui n'arrive guère que chez les malades de la cinquième série; sans plaie, combien ils doivent profiter de cette crise. Ceux qui ne succombent pas s'en trouvent soulagés, atiendu que cette hémorragie, qui agit bien localement, soulage à la minute.

Il peut y avoir des plaies en grand nombre, et sur plusieurs points du tube intestinal; plus il y en a, plus le malade est agité, et plus tôt il est épuisé et succombe ; les plaies dans les intestins sont toujours accompagnées de coliques et de diarrhée sanguinolcnte, et malgré cela un peu moins dangereuses et plus susceptibles de se guérir que celles de l'estomac.

Pour le traitement, établir l'équilibre par des saignées générales, des applications de sangsues sur l'estomac et à l'anus, se réglant d'après la couleur des urines et la force du sujet, n'user que de substances liquides, insistant sur le lait ; etc., et se réglant du reste d'après ce que demande la gravité du cas. L'emplâtre de ciguë, avec extrait de belladone comme pour tous les cas et toutes les séries.

Nº 8.   FLUXIONS DE POITRINE

DISTINGUÉES EN VRAIE OU FAUSSE PLEURÉSIE (1).

De la fausse pleurésie ou inflammateon des poumons.

On appelle fausse pleurésie l'inflammation plus ou moins prononcée et violente de l'intérieur de l'un ou des denx poumons ; comme cette inflammation communique à l'extérieur, elle peut se guérir par les seuls efforts de la nature, surtout chez les sujets d'une santé ordinaire : le crachement, de sang plus ou moins fort, qui toujours a lieu, est comme une saignée locale qui dégorge les poumons, et qui, plus abondant et copieux, guérit plus tôt et plus sûrement : les saignées de bras sont indispensables chez les sujets robustes et toujours utiles chez ceux d'une santé ordinaire, cela au début de la maladie, c'est-à-dire avant que les urines aient changé. C'est le plus sûr moyen de faire avorter la maladie, qui ne parcourt jamais sans accident ses périodes dans des *organes aussi delicats que les poumons :* ici une diète sévère et méthodique, nº 43.

---

(1) Plus l'estomac est malade et la poitrine resserrée d'avant en arrière, plus ces maladies sont graves. (*V. la description du diaphragme,* nº 9, page 32.)

De la vraie pleurésie ou inflammation des plèvres.

Les plèvres sont deux membranes qui forment deux sacs dans lesquels plongent les poumons ; ces sacs tapissent les côtes et se replient autour des poumons ; leur adossement partage la poitrine en deux cavités ; ces sacs ou cavités sont, sans autres ouvertures, que celles pour la transpiration insensible, dont le jeu régulier est bien essentiel pour absorber le résidu ou mucus, qui, dans l'état de santé, humecte ces cavités et qui sert à empêcher les poumons de s'enflammer en se frottant et de se coller lorsqu'ils s'appuient trop long-temps contre les côtes ou parois de la poitrine, comme, par exemple, pendant qu'on est couché.

La suppression de ce mucus entraîne des accidents terribles, et d'autant plus graves et meurtriers, qu'elle est plus prompte et le sujet plus robuste ; il en résulte une inflammation qui fait périr un homme robuste du deuxième au troisième jour, s'il n'est pas saigné abondamment avec la lancette. Il arrive que des personnes d'une faible santé se sauvent par les seuls efforts de la nature ; mais c'est pour périr de langueur un peu plus tard ; car si une inflammation parcourt ses périodes, autour et dans des organes aussi délicats que les poumons, il en résulte des obstructions (*tubercules*) qui se terminent ou par le dessèchement d'un ou des deux organes (*phthysie*), ou par un abcès (*vomique*), et d'autant plus promptement, que l'estomac est plus malade et que la poitrine est plus resserrée d'avant en arrière ; une mort spontanée en est quelquefois la suite.

Les signes de la vraie pleurésie sont, au début, presque toujours vomissements bilieux, avec de grands efforts, une douleur pongitive ou dans un point circonscrit, dans un côté de la poitrine, augmentant pendant l'inspiration : des quintes de toux extrêmement douloureuses et très-difficiles, le malade les évitant autant que possible ; la respiration difficile, bien pénible et très-courte ; la toux sèche, les crachats rares et rouillés, offrant quelques stries ou filets de sang ; le second jour seulement, impossibilité de se coucher sur le côté douloureux ; douleurs de tête, pouls élevé, peau sèche et brûlante, urines rouges et rares, naturelles les vingt premières heures, presque toujours constipation chez les sujets robustes ; en frappant sur le côté douloureux, le son est mat au lieu d'être sonore comme le côté sain.

Le traitement le plus efficace, le plus prompt et le seul vrai, consiste à saigner au bras, seul moyen de sauver un homme robuste; on saigne en raison de la couleur des urines; tant qu'elles sont naturelles, le sang n'est pas encore malade, une saignée copieuse dans ce cas fait avorter la maladie; lorsque les urines sont rouges le temps presse, l'engorgement des poumons est commencé, tant qu'elles sont rouges et claires, on peut sauver le malade par des saignées (*une livre chaque fois pour un homme robuste*) faites de six heures en six heures, jusqu'à ce que les urines se troublent une heure après être rendues. — Si le second jour le malade n'ayant pas été saigné, les urines, un peu troubles, sont très-rouges, il faut, pour tenter de sauver le malade, le saigner à petites doses, également de six heures en six heures, jusqu'à ce que les urines blanchissent et se troublent tout-à-fait une heure après être rendues; on peut et l'on doit aussi appliquer des sangsues sur le côté douloureux; mais les sangsues seules ne peuvent pas sauver un homme robuste qui a une vraie pleurésie. Dans tous les cas on applique aussi utilement des sangsues à l'anus et sur la région ombilicale, surtout chez ceux dont l'estomac est malade; lorsque les urines sont blanches ou troubles, on ne doit plus saigner : à cette époque la moiteur vient à la peau, le calme se rétablit et le malade entre en convalescence, qui est d'autant plus longue que l'estomac est plus malade.

N° 9. *Description du diaphragme.*

Le diaphragme est un muscle ou toile qui sépare la poitrine du ventre, et s'attache au bas des côtes, au sternum et à l'épine dorsale : il est tendineux dans son centre et charnu sur ses bords, ce qui fait qu'en se contractant il se resserre et rapetisse la cavité qu'il influence : en s'abaissant, ainsi contracté, il fait aller du ventre, aide la femme à accoucher, etc., etc., et en s'élevant il aide à chanter, à crier, etc., etc. — Ce muscle, par la mobilité dont il jouit (*mobilité que l'inflammation de l'estomac augmente étonnemment comme on va le voir*), fait croire très-souvent à des affections organiques ou réelles des poumons, qui ne sont que symptomatiques; voici comment :

Comme l'estomac est situé au-dessous du diaphragme

et lui est en quelque sorte attaché, il fait participer ce muscle à l'inflammation dont il est affecté, de manière que, quand les poumons se gonflent, se dilatent et s'ouvrent pour l'inspiration, ils s'appuient sur le diaphragme, qui, plus sensible alors, se contracte d'autant plus convulsivement que l'estomac est plus enflammé, mouvement d'autant plus sensible aux poumons, que la poitrine est plus étroite d'avant en arrière; car on sait que les poumons se dilatant ou gonflant en rond ou circulairement, sont forcés, en se développant et pour s'agrandir davantage, de s'allonger dans le ventre en raison de l'étroitesse de la poitrine, ce qui fait qu'ils s'appuient davantage sur le diaphragme, qui, se contractant plus ou moins convulsivement en raison de la maladie de l'estomac, force les poumons à se refouler sur eux-mêmes et à se blesser et contendre contre l'épine du dos les côtes et le sternum, ce qui porte à croire que ces parties sont seules malades, et fait qu'on néglige la *cause* principale des maladies (*l'inflammation du pylore*), pour ne s'occuper que des organes de la respiration et de la voix, qui, continuant à être excités par les mauvaises digestions, la conformation plus ou moins vicieuse de la poitrine et l'exercice plus ou moins fatigant des poumons (*le chant, etc., etc.*) deviennent réellement malades, ce qui est caractérisé par la perte de la voix plus ou moins prononcée (*aphonie*), la toux, les douleurs de poitrine, affections que l'o., peut prévenir en observant les points essentiels n° 4, p. 17, et que l'on peut sûrement diminuer et au besoin faire cesser en guérissant l'estomac (*voir n° 7 et la série à laquelle on appartient*), plutôt que d'user le corps en attaquant les signes seuls de la maladie, comme font la plupart des médecins.

N° 10. *Comment la cause générale des maladies occasionne les divers maux de gosier, tels que la grippe, etc., les pertes de voix, les enrouements, les enchifrenements, la cholérine, le choléra, la fièvre jaune, la peste, etc.*

Le bol alimentaire ou *chyme*, en fermentant dans l'estomac, laisse échapper des vents et rots plus ou moins brûlants, qui irritent et rendent les glandes du gosier plus sensibles et plus impressionnables; elles s'enflamment et grossissent en raison du contact plus ou moins prolongé d'un air plus ou moins frais, et de la chaleur plus ou moins grande dont ces parties sont pourvues par suite des mauvaises digestions : les ouvertures en sont rétrécies, et la conformation vicieuse de la poitrine, compliquant plus ou moins ces dispositions, surviennent alors les différents maux de gosier (*grippe, esquinancie*), la perte de voix (*aphonie*), les enrouements, etc., etc., affections d'autant plus graves que le sujet est pourvu de plus de vie (1).

Ce *chyme*, ainsi fermenté, finit par stimuler l'estomac, engourdi par la trop grande stimulation, qui alors se contractant plus ou moins convulsivement, se débarrasse par le CARDIA (*vomissement*), ou par le *pylore* (*diarrhée*); le *duodénum* recevant ce *chyme* mal préparé, s'irrite aussi; la bile, le suc pancréatique coulent plus en abondance pour cette première irritation, et ces sucs augmentant le trouble en raison de leur trop grande quantité, la diarrhée s'ensuit (*cholérine*); ces actions augmentant (*choléra*), se doublant et triplant même (*surtout par des vomitifs, des purgatifs et des boissons à la glace, etc., etc.*) et le duodénum s'enflammant davantage, il y a resserrement du canal cholédoque, et le foie, participant à l'inflammation générale, ne peut plus secréter la bile qui alors reste dans le sang déjà plus ou moins enflammé par de mauvais *chyles*, l'enflamme de nouveau par sa présence, colore la peau en jaune (*jaunisse*) chez les sujets faibles (*fièvre jaune, peste, typhus, etc., etc.*) chez les sujets robustes, tant il est vrai que le suprême degré de l'inflammation amène la faiblesse et l'anéantissement.

On peut empêcher ou prévenir toutes ces maladies par les conseils généraux ou points essentiels à suivre pour être en santé (*voir page 17*), et les diminuer et guérir par un traitement convenable. Voir le traitement général des maladies, n° 7, et la note suivante.

N° 11. *De l'indigestion par réplétion.*

Il y a indigestion toutes les fois qu'il y a vents (*rots ou*

---

(1) La salive humecte toutes les parties du gosier, afin de faciliter le glissement de ce qu'on avale et pour que ces parties ne se blessent pas dans les moments qu'elles se touchent et frottent à vide.

Le miel, les sirops et toutes les substances sucrées, en dissolvant ce mucus, nuisent beaucoup aux maux de gosier et oppressions, car les papilles nerveuses se trouvent à nu et se blessent en se touchant, et d'autant plus qu'elles sont déjà malades; car, pour la déglutition, toutes les parties du gosier se contractent et se resserrent pour pousser et faire descendre les aliments; ce qui fait qu'une petite quantité blesse davantage, attendu que les parties sont obligées de se serrer davantage aussi.

pets), borborischèmes (*bruits sonores dans le ventre*); constipation, diarrhée, etc. L'indigestion où l'on vomit les aliments avant qu'ils aient fermenté, n'est rien, exemple les enfants qui vomissent; dans ce cas la diète sévère et chaude guérit *toujours et promptement; le lait de la mère suffit aux enfants*.

L'indigestion, où l'on ne vomit pas, produit des ravages proportionnés à la qualité et à la quantité des aliments, à la force, à l'âge, au tempérament, au sexe, etc., ce qui donne toutes ces variétés de maladies dont les noms, pour les médecins qui n'attaquent que les signes des maladies, sont aussi nombreux qu'on peut en faire avec les lettres de l'alphabet, tandis qu'en guérissant l'estomac tout cet *infini* se borne là. — Dans l'indigestion, par trop grande réplétion ou par engorgement, il faut tenir constamment un cataplasme bien chaud sur la région de l'estomac, puis boire de l'eau bien tiède, par verrée, toutes les heures sans soif et aussi souvent que la soif le demande; dans les cas extrêmes on doit avoir recours à la pompe pour vider l'estomac.

Lorsque les aliments, après avoir fermenté, sont devenus liquides et sont expulsés par le vomissement et la diarrhée, avec de grands efforts et de grandes coliques, que la fièvre est forte, la peau brûlante, il faut une diète sévère et boire bien chaud et par *grande verrée;* des sangsues sur l'estomac et à l'anus sont utiles, proportionnant le nombre suivant l'âge, la force et la gravité de la maladie; des bains entiers, bien chauds, de larges cataplasmes sur le ventre, des lavements émolients : une saignée de bras est indispensable pour les gens robustes, les urines rouges autorisent à répéter les émissions sanguines; blanches on ne doit plus saigner, elles annoncent la convalescence ; dans ce cas la moiteur et le calme l'assurent; plus on aura agi activement, plus tôt le malade sera rétabli ; il le sera plus tôt aussi si le malade appartient à la première série, tandis que, pour la seconde, il faut des mois et avec des précautions, etc. Ainsi de suite et davantage pour les autres séries.

N° 12. *Comment la cause générale des maladies occasionne les flueurs blanches, la stérilité, l'avortement, la fécondité, quelques cas de difficulté d'uriner, la luxation spontanée du fémur, les sciatiques, les hémorroïdes, la chute de l'anus, de la matrice, le cancer de cette partie.*

La vessie, la matrice et le rectum, se trouvant placés

dans le petit bassin se gênent réciproquement; le rectum, si les matières durcies s'y entassent, ou s'il est tendu et gonflé par l'inflammation, gêne la matrice surtout, qui s'enflamme d'autant plus facilement, que le sang qui la nourrit et traverse est plus ou moins, et depuis plus ou moins long-temps enflammé et excité; la matrice ayant plus de vie au commencement d'inflammation, la fécondité en est la suite, plus enflammée elle fournira plus de mucus (*flueurs blanches*), ce qui exalte et pervertit les sensations (*stérilité*); ces excitations continuelles occasionnent *l'avortement*, déterminent et compliquent toujours la chute et le cancer de la matrice. A force d'être irrité le rectum perd son élasticité, la membrane interne se replie sur elle-même et s'échappe au dehors, le spincter de l'anus pince et étrangle cette membrane, les vaisseaux deviennent variqueux et percent plus ou moins promptement et douloureusement (*hémorroïdes*), il déforme aussi des végétations; l'anus trop excité se paralyse et laisse échapper l'intestin, qui sort d'autant plus facilement, qu'il n'est plus soutenu par la graisse que n'a plus la 4ᵉ série. — Les nerfs sciatiques se trouvant gênés par la présence des matières durcies, finissent par s'enflammer et deviennent douloureux en raison de l'état de gêne qu'ils éprouvent (*sciatique*), ceux des articulations s'irritent pour la même *cause*, et, trop excités, se paralysent ainsi que les membranes et ligaments (*luxation spontanée du fémur*). Si l'intestin rempli de matières dures est forcé de pencher sur un côté, il blesse et paralyse le nerf de ce côté, ce qui fait qu'il n'y a que le nerf et les articulations de ce côté qui souffrent (1).

Les difficultés d'uriner viennent de la même *cause*, parce que la glande prostate, qui enveloppe et entoure la sortie de la vessie, se blessant sur les matières, s'enflamme et se resserre et empêche l'urine de s'échapper; les *incontinences d'urines* ont lieu, parce que la vessie irritée ne peut pas supporter les urines, qui sont d'autant plus âcres et salées que l'estomac est plus malade, et les digestions plus mauvaises. — Les incontinences d'urine, les chutes de matrice et de l'anus n'arrivent qu'aux personnes maigres et affaiblies de la quatrième série, attendu

---

(1) La sciatique est moins fréquente et moins forte chez la femme, en ce que l'épine dorsale est moins prononcée dans le petit bassin. Les maux de reins la remplacent.

que ces parties, paralysées par une excitation trop long-
temps continuée, ont perdu leur ressort, et que la fonte
du tissu cellulaire qui remplissait les vides qui existent
alors, ne soutient plus ces parties en place.

Les hernies sont aussi plus fréquentes pour ces *causes*,
l'obésité (*trop gras*) fournit aussi ces dernières infirmités.
Guérir l'estomac *pour toutes ses affections* et infirmités,
ayant établi l'équilibre, on guérit promptement la sciatique
à l'aide de la *galvano-puncture* (*voir n° 36*), moyen avec
lequel on redonne aussi du ton aux nerfs, membranes et
ligaments des articulations dans les luxations spontanées.
Les vésicatoires, les moxas ne pouvant pas atteindre le
nerf, ne peuvent que soulager. Encore faut-il pour obtenir du soulagement avec ces moyens avoir diminué la
maladie de l'estomac.

N° 13.   *Anévrisme du cœur* (1).

Le cœur, en participant à l'inflammation générale, en
est premièrement excité, ses mouvements sont précipités
et plus forts, et comme le sang s'épaissit de plus en plus
par l'augmentation de la chaleur, occasionnée et entretenue par les mauvaises digestions, le cœur moins élastique
lui-même pour cette raison et forcé de pousser un sang
plus épais et qui a plus de peine à passer dans des vaisseaux nécessairement rétrécis par l'inflammation, s'en
trouve fatigué, et voici ce qui arrive. — Le cœur est
formé de quatre toiles ou membranes, dont les trois plus
internes sont peu solides, leurs fibres longitudinales ne
sont réunies que par du tissu cellulaire très-serré; la quatrième ou extérieure est très-élastique et extensible; mais
comme les fibres des trois autres ne sont pas croisés, ils
se dilatent et s'ouvrent facilement par les efforts forcés du
cœur.

Une fois qu'une membrane est ouverte les autres s'ouvrent promptement et dans le même endroit, résultat de
l'affaiblissement dans ce point et parce que la nature y

____

(1) Il y a plus d'anévrismes du cœur qu'on ne pense, surtout ceux
qui se trouvent sur le côté interne, ou du côté du poumon. L'oppression
est en raison du volume de la poche; c'est la cause la plus commune de
la pousse des chevaux.

On exaspère cette terrible maladie en se couchant sur le côté gauche,
attendu que, dans cette position, les poumons pèsent sur le cœur et le
gênent.

porte plutôt son attention. Il në reste promptement que la quatrième, qui de suite fait poche et résiste plus ou moins long-temps en raison de la continuation et de la violence de la *cause* et de la forme de la poitrine, et plus encore du point du cœur sur lequel la poche est placée, en donnant sur le côté interne, c'est-à-dire contre le poumon, alors elle peut devenir énorme et occuper une partie de la poitrine, tout en gênant beaucoup la respiration, et résister longtemps, tandis qu'en donnant ou frappant contre les côtes ou l'épine du dos, la peau de la poche s'use promptement, perce, et ici, comme dans toutes les circonstances où cette peau s'ouvre, le malade meurt subitement, suite de l'épanchement du sang dans la poitrine.

Il s'agit de faire cesser la cause générale des maladies, d'autant plus promptement que la poitrine est plus étroite d'avant en arrière, et que la poche frappe plus directement contre un corps dur. — Ici les saignées sont urgentes et indispensables pour établir l'équilibre que l'on peut et doit maintenir à l'aide des précautions d'un régime méthodique, *page* 17, par des soins minutieux et continués longtemps, la membrane peut se resserrer et s'épaissir à la manière des varices des jambes qui se diminuent et finissent par disparaître par l'absence de la *cause* (*la grossesse*, *l'hydropisie enkystée*), comme aussi des boutons hémorroïdaux se guérissent et disparaissent en guérissant l'estomac : les excès et infractions au régime sont tous comptés et quelquefois meurtriers.

C'est ici le cas d'apprécier combien est précieux le médecin qui empêche les maladies.

N° 14. *Formation de l'apoplexie, de la cataracte, de la goutte sereine, des surdités, etc., des maux de tête ou migraines, des différentes folies.*

A toutes les époques de la vie, les os sont recouverts immédiatement par une peau (*le périoste*), les trous pratiqués dans les os, pour le passage des vaisseaux et des nerfs, etc., en sont aussi tapissés ; dans le jeune âge cette peau est plus épaisse que chez le vieillard, chez lequel elle s'est insensiblement ossifiée des trois quarts, de manière à augmenter le volume des os, tout en retrécissant le diamètre ou la largeur des trous pratiqués dans les os pour le passage des vaisseaux, etc., etc... On sait que les vaisseaux, qui portent le sang au cerveau, etc... (*les artères*),

ont un mouvement, et que ceux qui le rapportent au cœur (*les veines*) n'en ont point, ce qui fait que les vaisseaux, qui battent, pourront conserver aux trous, dans lesquels ils passent, la largeur ou diamètre nécessaire, en refoulant aux extrémités de ces mêmes trous, les sucs ou substances à ossifier, tandis que les trous des veines se rétrécissent nécessairement et naturellement (*voici alors ce qui arrive*) :
— L'ossification ou durcissement des os est complet à vingt ans, depuis cet âge la réflexion fait porter davantage le sang au cerveau et toujours en raison du degré de maladie de l'estomac; à ce moment aussi le retrécissement des trous des veines, plus ou moins prononcé ou avancé, empêche le sang de sortir du crâne aussi vite qu'il a entré :: alors, depuis ce moment, cet abord du sang et son séjour forcé diminuent plus ou moins l'élasticité des vaisseaux, qui, forcément aussi, deviennent variqueux, de manière à admettre une plus grande quantité de sang, qui, par sa présence, gêne et finit par paralyser, plus ou moins vite et plus ou moins complètement, les organes contenus dans la boîte osseuse, qui, comme on sait, n'est plus élastique à cet âge pour l'action des vaisseaux surtout ; ce sont les nerfs qui, comme organes du sentiment, sont les premiers influencés : de là tous ces innombrables signes de maladies, connus sous les noms *mystérieux* de maladies de nerfs, de vapeurs, etc., seuls retranchements pour les médecins de demi-science qui sont si nombreux (1).

C'est alors et de cette manière que la cataracte, la goutte sereine, certains cas de surdité, l'épilepsie ainsi que toutes ses variétés, arrivent quand les choses vont lentement; et l'apoplexie quand l'action est plus forte et instantanée, et que surtout les dispositions organiques (*tête* n° 3 et 4) compliquent les autres causes, alors la folie. — Pour prévenir et modifier ces dispositions, il s'agit d'empêcher ou diminuer l'inflammation de l'estomac, etc.; pour cela,

---

(1) Les causes de l'apoplexie séreuse sont les chutes sur les fesses, sur les pieds, et des coups ou chute sur la tête; les accidents ne surviennent quelquefois que quarante jours après, et toujours ils sont funestes à cette époque.

Pour faire avorter les accidents ou les empêcher, il faut saigner abondamment et soigner l'estomac d'après la série à laquelle ou appartient. C'est ici le cas de considérer que l'estomac gouverne beaucoup la tête.

voir les points essentiels page 17, et le traitement des maladies, n° 7.

N° 15. *Cause de la goutte, des Tumeurs blanches des articulations, des différents rhumatismes, des engorgements des glandes en général, de celles des ovaires (1), des seins, du cancer de ces glandes, des car-cinomes, chancres et mauvais boutons.*

Le tissu et la texture des membranes des articulations étant très-dense et serré, le sang plus ou moins enflammé y passe plus ou moins difficilement; il en résulte la goutte, les tumeurs blanches des articulations : pour le traitement, 1° établir l'équilibre n° 44, 2° dégorger les parties gonflées et douloureuses avec des sangsues, des cataplasmes émolients, et 3°, pour amollir les duretés, recouvrir les parties malades avec un emplâtre de ciguë. Cet emplâtre est calmant et résolutif en ce qu'il empêche le contact de l'air, entretient une chaleur convenable qui favorise la circulation du sang et la transpiration insensible, d'autant mieux que *la cause* générale est combattue et détruite ; les abcès qui se forment doivent être ouverts largement avec la potasse caustique ; les frictions sèches et avec l'esprit de vin suffisent pour les rhumatismes ordinaires, surtout quand on guérit l'estomac (*voir l'article de la sciatique. page 36*).

Les glandes en général fatiguées par un sang trop épais, s'irritent et s'enflamment, celles des seins deviennent plus facilement malades, en raison de la sensibilité dont elles jouissent par le travail et la sécrétion du lait et son séjour dans leur intérieur, par la pression des vêtements, des attouchements imprudents et les coups sur ces parties, qui y sont d'autant plus sensibles qu'elles appuyent sur des corps durs (*les côtes*).

Des engorgements récents se dissipent à l'aide d'emplâtres, de ciguë, de dévigo, etc., si on a établi l'équilibre ; mais dans le cas où l'équilibre a été établi, si des glandes

---

(1) Les obstructions des ovaires et les engagements des seins sont bien moins dangereux après l'époque critique qu'avant, attendu qu'à ce moment, ainsi qu'avant l'âge de puberté, la matrice et ses annexes sont inertes.

Ces affections diminuent d'autant plus avantageusement que l'on guérit mieux l'estomac.

On doit tenir long-temps une emplâtre de ciguë sur les glandes des seins.

des seins anciennes ou nouvelles augmentent et s'exaspè-
rent, il ne faut pas balancer à opérer et même se hâter
afin de conserver le plus de peau possible.

Les glandes et engorgements en général, qui auraient
résisté à l'emploi des emplâtres, etc., on les stimule toujours utilement à l'aide de la *galvano-puncture*, n° 36.

Les chancres, carcinomes et mauvais boutons qui communiquent avec l'humidité, soit avec l'œil, le nez, la
bouche, etc., doivent être attaqués avec l'instrument,
tandis que ceux qui ne communiquent pas avec ces ouvertures se guérissent par les caustiques ; le sang épaissit
par les mauvaises digestions, suite de l'état maladif de
l'estomac, ne pouvant pas arriver facilement à la peau,
la fend et la fractionne ; de là les *chancres*, *carcinomes*, qui
arrivent plutôt aux personnes robustes; le préférable est
la poudre de Rousselot, connue aussi sous le nom de
poudre arsenicale du frère *Cosme;* pour s'en servir, on la
délaye avec de la salive, puis, après avoir fait tomber les
croûtes à l'aide d'un emplâtre d'onguent de la mère, on
recouvre le chancre d'une couche légère de cette pâte,
c'est-à-dire qu'on en salit seulement la surface insistant
ou augmentant l'épaisseur sur certains points utiles à détruire, et dont la présence gênerait la cicatrisation : l'inflammation qui se déclare depuis le lendemain est modéré
utilement par une diète convenable ; cette inflammation
diminue le troisième jour; une saignée générale est utile
chez les sujets robustes au moment de l'application de la
pâte; sitôt l'inflammation appaisée on doit faciliter la sortie de la sérosité ou pus, en ouvrant l'escarre à la partie
la plus déclive ; on doit même enlever l'escarre par parcelles dans les endroits où il est possible de le faire, cela
afin de modérer la désorganisation qu'une trop forte suppuration causerait et qui serait bien nuisible sur certains
points, tout en empêchant la cicatrisation. On doit au
contraire laisser tomber l'escarre de lui-même, ou des
portions d'escarre sur les parties utiles à détruire ; il faut
avoir établi l'équilibre, n° 44, pour agir plus sûrement.
(*Voir article ulcère*, n° 29.)

L'escarre tombée, on panse la plaie comme une plaie
ou ulcère simple, dont on coupe au besoin les bords.

Les quintes de toux, les efforts que l'on fait pour aller
du ventre en faisant monter le sang à la figure, gênent la
cicatrice qui peut se rompre; le rire, le chant, l'éternu-

ment et les cris font du mal aussi : ceci mérite considération pour les opérations à la tête.

N° 14. *Comment la* cause *principale et toujours accidentelle des maladies occasionne la chute des cheveux* (alopécie), *leur changement subit* (canitie) *; la teigne, les érysipèles, les dartres, la couperose ou boutons à la figure, et les différentes éruptions cutanées.*

Comme le grain du sang se gonfle et grossit en s'enflammant *(ce qui s'annonce par un pouls plus vite et une augmentation de chaleur d. la peau)*, il fatigue nécessairement les parties qu'il traverse et pénètre pour les nourrir et réparer : les bulbes, oignons ou racines des cheveux logés dans le cuir chevelu se trouvent fatigués par l'abord dans cette partie de ce sang enflammé : une digestion pénible enflammant le sang tout-à-coup et le faisant porter au cerveau *(ce qui s'explique par le rapport de la tête et de l'estomac)*, cette action subite, jointe à des imprudences extérieures *(un froid humide sur la tête)*, fait changer les cheveux tout-à-coup, et qui ne tomberont pas si cette cause est passagère, ou qui tomberont au besoin sans changer si l'on ne fait pas cesser la cause première. — Pour arrêter la chute des cheveux, il faut régulariser la digestion en guérissant l'estomac : pour cela voir le traitement général de la *cause* des maladies n° 7, et faire ce qui est indiqué pour la série à laquelle on appartient, et . puis, comme l'humidité donne prise à l'air, ne pas se laver la tête et avoir soin de l'essuyer quand elle est mouillée de sueur. Quand la tête est trop couverte cela excite une chaleur qui contraste trop avec l'air lorsqu'on est obligé de se découvrir : toutes les graisses sont nuisibles, parce qu'elles bouchent les pores de la peau; il en résulte une augmentation de chaleur déjà trop forte pour la partie : les chapeaux de paille doivent être doublés, ne serait-ce qu'avec du papier, car autrement l'air se raréfiant en traversant les vides qui se trouvent entre les brins de paille, il en résulte un contraste qui supprime la transpiration insensible du cuir chevelu; on doit se peigner pour enlever la crasse, mais avec un peigne clair qui tiraille un peu et utilement les cheveux sans les arracher *(exemple les arbres agités par les vents)*.

La teigne se forme et est entretenue de la même manière que la chute des cheveux; ainsi, après avoir établi l'équilibre (*page 44*), on fait tomber les croûtes en graissant avec de l'huile d'olive ou de noix, ou à l'aide d'un cataplasme de mie de pain; puis, après avoir rasé la tête, on graisse seulement les taches rouges avec le liniment suivant : ammoniaque liquide ou alkali volatil une once, huile trois onces, et une demi-livre d'eau; on mélange d'abord l'huile et l'ammoniaque dans une bouteille, on agite pendant deux minutes, après quoi on ajoute l'eau en dix à douze fois, ayant soin d'agiter fortement la bouteille chaque fois; cette dose peut suffire pour les cas les plus graves; il faut calculer la sensibilité du malade, s'il souffre, on ajoute de l'huile et, au besoin, on ne s'en sert que tous les deux jours, et même l'on suspend s'il survient un peu trop de chaleur à la tête; on recouvre les parties graissées avec un emplâtre d'onguent de la mère; le même peut durer plusieurs jours; il faut graisser, dans l'intervalle des pansements, avec de l'huile ordinaire pour empêcher les croûtes ou pour faciliter leur chute : on doit raser les cheveux de temps en temps. — Les glandes du cou qui toujours se développent et accompagnent la teigne, doivent être couvertes depuis le commencement du traitement avec l'emplâtre *de devigo cum mercurio*, et porter nuit et jour une cravate. La couleur du cuir chevelu devenant naturelle et les glandes du cou disparaissant, on peut compter sur la guérison : on doit pendant longtemps continuer à graisser légèrement la tête, pour solider la guérison, et surtout soigner l'estomac d'après la série à laquelle on appartient (1).

Pour les *érysipèles* se conduire en raison de la série et établir l'équilibre, la saignée générale est le premier moyen si la force le demande et le permet, la diète dans tous les cas, être dans une chambre chaude, ne pas mouiller la partie et la priver du contact de l'air. — Pour la

---

(1) La gale ou crasse de la tête des enfants, ainsi que la gale de la figure (*gale de lait*), reconnaissent la même cause que la teigne. — Pour la tête, raser les cheveux, puis graisser les croûtes de manière à les imbiber avec de l'huile d'olive, de noix ou de pavot, recouvrir les parties graissées avec du taffetas ciré ou des feuilles de poirée. Les croûtes tombées, on graisse modérément avec du cérat, ayant soin d'enlever les croûtes qui se forment; les croûtes qui durent si long-temps disposent à la teigne. — Pour la gale de lait, on graisse avec du cérat, puis garantir les parties du contact de l'air et ne pas les laver. — La gale de la figure dispose aux érysipèles et à la couperose.

Dans l'un et l'autre cas, si l'on veut guérir, établir l'équilibre et le maintenir pour le succès de la guérison.

couperose, soigner son estomac, ne jamais mouiller la peau ou le moins possible; puis la graisser légèrement avec du suif afin de l'assouplir et la garantir un peu du contact de l'air, s'en servir surtout quand on doit etre exposé à son influence. Un état maladif de l'estomac tient le sang dans un état d'ébulition; le moindre fait dans le régime augmentant ensemble il en résulte une fatigue à la peau, surtout pour les parties à découvert, et en raison que le contact de l'air ressert les ports, les mêmes causes se continuant la nature fait alors effort, il en résulte l'érysipèle, la couperose; les *dartres* se forment de la même manière.

Pour celles un peu considérables, après avoir établi l'équilibre (*n*° 44), faire tomber les croûtes avec un cataplasme, et quelquefois dégorger la partie avec les sangsues, et la recouvrir avec un emplâtre d'onguent de la mère, emplâtre qui nettoie parfaitement et purge les parties des sérosités qui les gorgent depuis plus ou moins long-temps; on charge plus ou moins l'emplâtre, on finit même par ne mettre qu'un linge graissé avec du suif qu'on doit continuer long-temps, ou tout au moins graisser avec du suif pour assouplir la peau. Pour toutes les éruptions qui dépendent de trop de vie ou de la maladie de l'estomac, tels que les *engelures*, gale spontanée, etc., (*il faut établir l'équilibre n*° 44) ne pas laver les parties malades, les garantir le plus possible du contact de l'air, et graisser avec du suif, sont les précautions essentielles et de rigueur pour guérir et pour maintenir guéri.

Pour la *gale spontanée* ou accidentelle, établir l'équilibre, puis se graisser pendant huit jours avec de la pommade citrine, trois onces pour un homme fort, proportionnant la dose en raison de l'âge et de la force, etc. On graisse seulement sous les pieds, entre les orteils, un peu sur le devant de la jambe, aux creux des jarrets et des bras; c'est le soir de préférence, parce que la chaleur du lit favorise l'absorption du remède : on prend un bain à la fin du traitement, ce que les gens pourvus de beaucoup de vie peuvent faire impunément et même utilement avant et après : les femmes grosses peuvent impunément se frictionner et se guérir sûrement, si elles ont soin d'établir l'équilibre.

Pour les abcès en général, tout en cherchant à établir l'équilibre, on ouvre ceux qui en ont besoin. un signe de maturité est l'absence de la grande inflammation qui se concentre autour du foyer purulent. La potasse caustique est le meilleur moyen d'ouvrir. — Calculer la position la plus déclive. (*Voir article loupe, n° 20.*)

N° 17. *De la grossesse ou gestation, de l'avortement ou fausse couche, de l'allaitement, et, indépendamment des autres moyens, tels que le toucher, le développement du ventre, etc.. on peut, par les urines reconnaître l'état de grossesse.*

Sans être une maladie, la grossesse est plus ou moins fatigante, et toujours en raison de la série à laquelle la femme appartient. Les femmes grosses de la troisième série doivent suivre un régime bien régulier, évitant tout ce qui épuise, afin de ménager leurs forces pour pouvoir accoucher avec le moins d'accidents possibles (*combien sont sots et imprudents les médecins qui conseillent aux femmes ainsi épuisées de faire des enfants pour se guérir*).

Celles de la quatrième succombent presque toutes, en accouchant ou des suites de couches; les femmes de la première et deuxième série peuvent impunément nourrir, comme elles peuvent impunément et même utilement ne pas le faire; le travail que la nature emploie pour la sécrétion du lait, fait que la femme est toujours en fièvre, ce qui l'épuise et la flétrit, surtout celle qui n'a que la vie nécessaire et qui, dans ce cas, est à comparer à un charbon ardent qui s'use d'autant plus vite qu'il est soufflé plus constamment; aussi celles de la troisième et surtout de la quatrième série, qui ont à peine la vie nécessaire, doivent éviter de nourrir et surtout de devenir mères.

Les femmes des première et deuxième séries doivent se faire saigner pendant la grossesse, ou tout au moins au moment de l'accouchement, pendant le travail même, et au besoin laisser saigner le cordon; ce dégorgement fait que dans ce cas la fièvre de lait est moins considérable et que la matrice revient mieux sur elle-même, et qu'enfin tout rentre plus facilement dans l'ordre (*ces précautions sont encore plus de rigueur pour les femmes qui ne nourrissent pas*). Un point bien important pour les nouvelles accouchés est le repos de la huitaine, plutôt couchées qu'assises, la posi-

---

(1) Le terme *gestation* s'entend pour les animaux. Ce temps est de neuf mois pour la vache, de onze pour la jument, de cinq pour la brebis et la chèvre, de cent-huit jours dans l'espèce du lion, de soixante-trois dans celle du chien, et de cinquante-six dans celle des chats, de quarante-cinq dans celle des lapins.

tion horizontale fait que les intestins, ainsi que les autres organes qui avaient en quelque sorte perdu leur droit de domicile puissent se replacer avec le moins de secousse possible, et se remettre du bouleversement subit qu'ils éprouvent par la disparution de l'enfant et les contractions de la matrice pour cet effet. L'oubli de ces précautions amène des infirmités. Les nouvelles accouchées doivent éviter le rhume, car les quintes de toux peuvent faire naitre des accidents ou les exaspérer. Le *placenta* ou délivrance (*espèce d'éponge*) est collé à la matrice à l'aide de vaisseaux qui sont si nombreux qu'il fait en quelque sorte corps avec elle, et c'est quelquefois plutôt par déchirement que par décollement que la séparation a lieu. Aussi, après l'accouchement, si la matrice reste large et ne se contracte pas, les vaisseaux qui unissaient le placenta à la matrice, restent ouverts à la manière d'une plaie dans la main, qui se resserre en fermant cette partie.

Ces vaisseaux ouverts peuvent laisser échapper assez de sang pour faire mourir la femme dans une demi-heure; l'essentiel est donc de faire contracter la matrice; des frictions avec la main sur la région de cette partie suffisent la plupart du temps : plus elle se durcit et mieux cela vaut, ne pas craindre d'employer les compresses froides pour obtenir cet effet qui assure la santé de la femme. Dans les cas extrêmes, sortir habilement les caillots avec la main, faire des injections avec un mélange d'eau froide et d'un quart de vinaigre, sans négliger les frictions et les compresses froide sur le ventre, *le tamponnement ne signifie rien.*

Pour agir avec plus de précision, plus tôt on délivre la femme et meilleur; si la matrice en se resserrant ne se contracte pas assez, les vaisseaux qui unissaient le placenta à la matrice fournissent plus ou moins de sang qui se caille dans la matrice, d'où il ne sort qu'après avoir fermenté et s'être pourri, ce qui fournit ces lochies, ces écoulements qui durent quelquefois des mois entiers, ce qui affaiblit le ressort de la matrice et dispose aux obstructions, squirrhe, cancer et chute de cette partie.

La matrice étant placée au-dessous de la vessie, doit, au moment du travail de la conception, impressionner cet organe qu'il touche immédiatement. Ce travail fait que les urines sont un peu laiteuses, mais ne se tranchant pas comme dans les crises des maladies aiguës. Les vomissements annoncent aussi que l'estomac en est fatigué, c'est également un signe de grossesse. Les matières dures qui séjournent dans le rectum blessent et irritent la matrice, ce qui détermine l'avortement. (*Voir la cause de la stérilite, de la trop grande fécondité*, etc., n° 12). L'implantation du placenta dans le voisinage du col de la matrice est aussi une cause de l'avortement. En se dilatant, ce trou perd ses rapports avec le placenta, des pertes en sont la suite; on ne peut guére éviter l'avortement, on le retarde, en établissant et maintenant l'équibre n° 44.

N° 18. De l'enfance, de l'âge de puberté, de l'âge critique
et de la vieillesse.

Il y a des enfants qui, en naissant, sont violets de santé; il conviendrait de laisser saigner un peu le cordon, afin de prévenir un assoupissement, qui, autrement, dispose aux maladies violentes : sans cette précaution, les enfants qui sont dans ce cas, restent trois à quatre jours presque sans mouvement et sans vouloir rien prendre; espèce de diète qui les sauve si on leur donne seulement à boire et surtout bien chaud. Quelquefois il leur reste une jaunisse qui dure une dixaine de jours, et qui se termine par la mort si on leur donne à boire froid ou à manger. La sortie de quelques cuillerées de sang du cordon aurait de suite établi l'équilibre et prévenu cette terminaison qu'on peut changer (*voir traitement des maladies, n° 7, page* 23).

L'estomac d'un enfant qui vient de naître est bien tendre et bien délicat; si on lui donne à boire froid et même à manger, s'il ne succombe pas, l'irrégularité de sa santé date de ce moment; ici commence l'*infini* que les précautions citées plus haut peuvent sûrement prévenir ou faire avorter.

Si, à l'époque des règles, comme pour l'époque critique, l'équilibre n° 44 existe, tout se passera régulièrement; il est bien essentiel ici, comme dans toutes les époques de la vie, et pour tous les sexes, d'obtenir cet équilibre et de le maintenir.

Combien sont imprudents les médecins et les parents qui, par des remèdes incendiaires, etc., et sans s'occuper de la *cause* des maladies, veulent forcer la nature à donner le sang des règles chez des êtres qui n'ont que la moitié de la vic nécessaire; *autant vaudrait chercher à faire sortir le sang d'une pierre.*

L'enfant qui vomit, a l'estomac un peu irrité, ce qui fait qu'il a plus d'appétit (*voir n° 7, traitement des maladies,*

— 48 —

1re série). Très-souvent cette légère irritation devient plus intense; en devenant chronique elle amène l'étisie précédée du cortége de toutes les maladies de l'enfance : régulariser les repas, boire chaud et appliquer quelques sangsues sur l'estomac et à l'anus pour ceux pourvus de beaucoup de vie. Se régler d'après la couleur des urines, ne pas laver les enfans (*Voir bains froids, n° 34*) , sont les seules précautions à suivre. Quelquefois le vomissement chez les enfans qui tètent diminue et cesse, parce que le lait de la mère diminue et que l'enfant en croissant a besoin de la quantité qui reste : dans ce cas on peut se dispenser de faire des remèdes, et en attendant cet équilibre, la mère doit suivre un régime plus aqueux.

Si, depuis sa naissance, l'homme était soigné physiologiquement, il ne serait jamais malade, pourrait vivre cent-vingt ans et ne pas connaître les infirmités.

Beaucoup de vieillards périssent victimes des erreurs que la crédulité de l'âge accrédite encore, la plupart se tuent en mangeant trop ; ils doivent penser qu'un peu, bien digéré, nourrit, et que leur corps diminue plutôt qu'il n'augmente; et qu'il vaut mieux entretenir la vie que de l'user trop; car en l'usant ainsi, les infirmités sont plus fatigantes. Ils doivent aussi penser que le mouvement péristaltique ou continuel des intestins, même pendant le sommeil (*temps de repos pour les membres*), fait que ces organes sont plus tôt usés et paralysés. De là cette difficulté d'aller du ventre, qui fatigue et incommode tant et presque tous les vieillards (*abus des lavements*, *page* 6, H *rectum*). Se soigner d'après la série à laquelle on appartient, n° 7.

N° 19.   *De l'obésité (trop gras).*

Des saignées générales, copieuses, de bras ou de pied, tendent à établir l'équilibre et soulagent promptement dans l'obésité. Des sangsues à l'anus, pour le même motif, peuvent aussi être employées pour ceux qui redoutent les saignées.

Pour prévenir, comme pour diminuer l'obésité, il ne faut pas manger de potages, ne pas boire en mangeant, ou le moins possible, afin que la nature s'épuise, en fournissant de la salive pour remplacer les liquides qu'on aurait pu boire.

Choisir les substances difficiles à mâcher, comme les

tendons, les membranes, les cartilages, etc., pour la mastication desquels les mâchoires font de grands efforts qui agissant sur les glandes salivaires, à la manière d'un pressoir; en font sortir forcément de la salive; cette quantité de salive est proportionnée à la plus ou moins grande pression, et en raison que cette action est plus ou moins répétée et continuée long-temps, l'épuisement est en conséquence : en parlant beaucoup, la salive coule, ce qui épuise le corps et contrarie la digestion en la troublant. La contraction forcée du diaphragme par la parole et la voix le fatiguent aussi. On peut donc beaucoup parler et chanter. (*Voir description du diaphragme*, *n° 9.*)

Ne pas craindre de rester le plus long-temps possible sans manger, insister sur les choses venteuses, qui ne nourrissent guère et trompent l'appétit.

Chercher à troubler la digestion, en prenant quelque chose dans l'intervalle des repas; les personnes qui fument peuvent le faire à tout propos, comme aussi on peut utilement et constamment sucer quelque chose; boire un verre d'eau fraîche le matin à jenn; boire des liqueurs fortes, si on les aime; boire du vin sans manger; le boire insensiblement ou par quart de verre, et faire, du reste, tout l'opposé de ce qui est dit, page 17. Ici les purgatifs drastiques, comme la médecine *Le Roi,* le sirop de *Guillié* peuvent aider la diminution du corps, en fatiguant l'estomac, ainsi que tous les vomitifs et purgatifs quelconque.

On peut répéter la saignée et les sangsues, faire le plus d'exercice possible : une fois diminué d'un tiers, on doit s'observer avec modération, comme il est dit, page   .

N° 20. *Des loupes enkystées, des hydpopisies enkystées de l'abdomen et du ventre, de l'ovaire, etc., etc.; des hydrocels, des abcès par congestion, de ceux du foie, de ceux voisins des articulations, etc., etc.*

Les loupes, les hydropisies et les hydrocels se forment de la même manière; je les attaque avec la même substance (*la potasse caustique*). Le grand point est de détruire le kyste ou sac ou d'en faire coller les bords.

Dans quelque partie que soient situées *les loupes* qui contiennent du liquide, appelé *mélicéris,* parce qu'il ressemble à du miel, ou *steatome (espèce de suif),* on peut les guérir avec la potasse caustique. Il s'agit de l'appliquer sur l'endroit le plus déclive et d'enlever une quantité de d'eau suffisante ; la suppuration détruit le restant du kyste qu'il est quelquefois bien facile d'enlever, et sans douleur, ce qui hâte de beaucoup la guérison. Les trois quarts et demi des loupes qui viennent à la tête contiennent du liquide, cependant quelques-unes de celles qui viennent à la nuque sont charnues, et, dans cette circonstance comme pour toutes celles de cette nature, il faut l'instrument pour les enlever et les guérir.

Les *hydropisies* enkystées du ventre ou de l'ovaire ainsi que l'hydrocel s'attaquent également avec de la potasse caustique ; pour l'hydrocel, c'est à la pointe que je fais mon application, une seule suffit ; après cinq à six heures, j'ouvre l'escarre qui doit avoir un pouce environ de diamètre, le liquide sort plus ou moins vite, et l'escarre en tombant laisse une plaie qui ne se guérit que quand le sac est recollé, on entretient l'ouverture à l'aide d'un bourdonnet de charpie graissé avec du cérat ; le repos est utile, et un suspensoir indispensable et porté long-temps après la guérison ; s'il restait un peu d'engorgement on recouvre les bourses avec un emplâtre de ciguë ou de dévigo.

Pour les *hydropisies* enkystées du ventre et de l'ovaire, on applique la potasse un peu plus bas que pour la ponction ; cela pour favoriser l'écoulement du liquide. L'escarre se forme par deux applications faites de six heures en six heures ; la première doit former une escarre de trois pouces de longueur, sur environ un de largeur, et pénétrer de deux ou trois lignes : après six heures, on fend le premier escarre au milieu, et dans le sens de sa longueur, sur un pouce de longueur aussi, en fonçant principalement dans le milieu, finissant à rien sur les extrémités de cette fente. On doit foncer insensiblement jusqu'à la sensibilité. puis ensuite introduire un seul grain de potasse que l'on a pour cette raison plus de facilité à assujettir, ce qui se fait à l'aide de charpie rapée, maintenue par un large emplâtre de diachylon, soutenu lui-même par un bandage de corps. A volonté, après six heures, on peut ouvrir l'escarre : je le fais de préférence avec le troisquarts, attendu qu'il doit y avoir une canule en place et à demeure pendant environ une quinzaine ; l'écoulement du liquide devant en régler le séjour en raison de la diminution du ventre. Cette canule est pour empêcher l'infiltration du liquide entre les membranes, qui toutes déjà sont un peu réunies par la formation de l'escarre ; réunion qu'il est assez essentiel de maintenir par un repos

absolu, surtout pendant la première huitaine; on doi
rester penché sur le côté de l'ouverture jusqu'à l'entière
guérison, pour laquelle un mois au plus suffit. Comme
il faut que la canule du trois-quarts reste en place une
quinzaine de jours, son chapiteau doit être large et plat.
On peut au besoin se servir d'une canule en gomme élastique, et même en bois, comme celles pour lavement. On
doit porter un bandage de corps long-temps après la guérison. Ici, comme pour l'hydrocel, l'estomac demande
considération avant, pendant et après. Avant l'opération,
la saignée, pour établir l'équilibre, est employée quelquefois et toujours les sangsues à l'anus.

Il y a des *hydropisies* qui se guérissent quelquefois de
la manière suivante : au début le kyste peut être situé sur
l'intestin, de manière à faire corps avec lui : ce contact
immédiat le gêne et le fatigue, à mesure que le kyste
augmente. de manière à l'user ou forcer la séparation de
ses fibres et permettre au kyste de faire hernie dans son
intérieur, où il finit par percer et donne issue au liquide
qu'il contient. La position de cette ouverture peut retarder
la guérison; mais le mouvement péristaltique des intestins et les contractions du diaphragme et des muscles du
bas-ventre change à chaque instant la position de cette ouverture ; d'ailleurs le sac en se rapetissant contribue aussi
à empêcher la stagnation du liquide.

L'action des drastiques peut, en forçant la contraction
des anneaux musculo-tendineux des intestins, amener la
rupture de cet organe ; je l'ai vu deux fois pour l'hydropisie de l'ovaire, et trois à quatre fois pour celle du ventre.

L'application de la potasse sur les *abcès par congestion*
hâte la fonte du pus et en change la nature; on ne doit
pas balancer à faire cette application aussitôt que le pus
se manifeste; les abcès au foie ne doivent pas s'ouvrir
d'une autre manière, et comme les ouvertures que l'on
fait avec le bistouri aux dépôts ou abcès qui arrivent dans
le voisinage des articulations, se ferment promptement,
pour se rouvrir dans plusieurs endroits et intéresser l'ar-
ticulation, il faut aussi la potasse caustique pour ces affections.

N° 21. *Des fractures et luxations en général, de celle accidentelle de la hanche.*

Les fractures et luxations sont si variées et compliquées,

qu'il est impossible d'indiquer dans un ouvrage aussi peu volumineux, les précautions à prendre et la marche à suivre pour chacune; l'essentiel est de s'adresser à un chirurgien adroit.

Un point non moins important pour tous les cas est de soigner l'estomac, seul moyen d'empêcher les complications (*voir au traitement des maladies en général*, n° 7, *la série à laquelle on appartient*).

En général, les médecins et chirurgiens serrent trop leurs appareils et bandages; pour porter utilement un bras en écharpe il faut que le petit doigt soit au niveau du nombril.

Luxation accidentelle de la hanche.

Le hasard m'a conduit à faire l'observation suivante :

Me trouvant à quatre lieues de chez moi, près d'un malade que je voyais tous les deux jours, on m'apporte, dans son berceau, un enfant de deux ans, dont depuis quelques jours, on ne pouvait toucher aucun point de l'extrémité inférieure gauche, sans exciter des pleurs et des cris.

Un examen trop superficiel et l'embonpoint du petit malade joint au manque de raison, etc., je supposai une fracture, soit de la jambe ou de la cuisse (1).

J'étais forcé de m'en retourner, appréhendant la nuit, vu que j'avais à un quart de lieu de mon endroit une rivière à traverser et sur le bord de laquelle m'attendait avec une frêle embarcation un passager peu complaisant, *vrai personnage d'eau*. C'était en janvier, et ce jour touchait à son déclin.

Ainsi pressé j'appliquai un bandage roulé pour faire voir au père que je m'occupais de son enfant, et pour empêcher le froissement des exquilles de la fracture supposée; l'enfant, ainsi pansé, fut replacé dans son berceau, et il fut convenu que le lendemain matin j'irais le voir. Mais quelle fut ma surprise, lorsqu'au moment de mon départ, je vis arriver le père m'annonçant que son enfant était guéri, et qu'il marchait sans douleur.

---

(1) J'ai connu dans mon pays un malheureux qui, par l'impéritie d'un officier de santé, est resté estropié à la suite d'une luxation de la hanche. Pendant trois mois il a gémi sur un lit, ayant sur la jambe où l'on supposait une fracture, un bandage à *Scultet*. Après avoir souffert cruellement, il a succombé deux ans après son accident.

Surpris d'un changement si inattendu, j'allai voir l'enfant qui, effectivement, ne souffrait plus ; je conseillai de le tenir couché, ou de faire le moins d'exercice possible afin de prévenir une nouvelle luxation ; car c'était une luxation qui s'était replacée à l'aide des mouvements de l'enfant, attendu que j'avais paralysé les muscles de la cuisse par mon bandage roulé.

Deux fois je me suis servi de ce moyen pour m'aider à réduire des luxations de la cuisse.

Je m'en suis servi aussi pour une luxation incomplète du genou, et plusieurs fois je m'en suis aidé dans les luxations spontanées de la hanche, en exerçant une traction convenable et soignant l'estomac, cause de cet accident.

Ce moyen peut s'utiliser pour les chevaux, etc.

N° 22. *Maux d'yeux extérieurs.*

Les yeux, comme les oreilles, la bouche, le nez, etc., ont leur mucus (*les larmes*) pour empêcher le collement du globe de l'œil ; tout ce qui enflamme cet organe augmente la quantité du fluide qui le baigne, ce qui contrarie la vision ; si on lave les yeux, même avec de l'eau pure ou de la salive, il y a un certain travail qui fait que la chaleur est augmentée, et que l'air, ayant plus de prise, blesse toujours en raison de sa fraîcheur : l'eau chaude devient nuisible également, parce qu'en ouvrant les pores le froid fait un contraste d'autant plus grand, qu'il y a un plus grand développement de chaleur, que l'air est plus frais et l'impression plus ou moins long-temps prolongée. — Si on lave les yeux avec une eau astringente on resserre les points lacrymaux (1), ce qui fait que les larmes ne sont plus absorbées, et qu'alors il y a obstruction de ces points ou trous lacrymaux, et ensuite du canal nasal, ce qui détermine la fistule lacrymale. (*Ces trous sont placés aux angles près du nez, sur le bord des paupières*). L'on y remarque de petits renflements, au milieu desquels se trouvent les trous qui sont à l'œil ce qu'une écluse est à un réservoir.

____

(1) Les points lacrymaux situés aux angles internes des paupières, et qui sont à l'œil ce qu'un déchargeoir est à une écluse, pompent le superflu des larmes. — Ces points en s'enflammant se resserrent et se ferment au besoin ; plus ils sont resserrés, plus la vision est contrariée ; le froid est la première cause, attendu que l'humidité donne prise à l'air, ce qui fait qu'on se fait du mal en lavant les yeux ; les collyres dessicatifs sont meurtriers, en ce qu'ils resserrent les points lacrymaux.

Une eau calmante, la belladone, un gros d'extrait de cette substance dans une once d'eau, devient utile employée seulement le soir, au moment de se coucher, et quand on ne doit plus recevoir l'impression de l'air frais : n'en mettre qu'une goutte dans chaque œil malade, les garantir de l'air, et graisser aussi avec du suif les paupières, mais bien légèrement; ce suif sert à empêcher le durcissement des sucs, qui, se desséchant, deviennent corps étrangers, blessent et perpétuent le mal. Cette graisse, tout en empêchant la formation des croûtes, facilite leur chute, garantit aussi du contact de l'air : le suif est préférable en ce qu'il ne se fond pas trop, même en été, et que la chaleur du corps en hiver suffit pour l'amollir et le tenir collé. — Dans une inflammation ancienne des paupières devenues rouges, on saigne utilement ces mêmes paupières avec une pointe de lancette, on les tient un peu renversées pour cette opération; c'est ce que font les charlatans en faisant croire au public qu'ils enlèvent une peau qui est la cataracte : toute leur ruse consiste à obtenir quelques gouttes de sang qu'ils font cailler, en mouillant avec un linge imbibé d'eau froide; une fois ce sang coagulé, ils l'enlèvent avec un petit crochet, le plonge dans un verre d'eau et abusent ainsi de la crédulité du peuple. Le cristallin qui tire son nom du cristal tant il est transparent, est un corps qui a la forme d'une lentille et est placé au centre de l'œil; il sert à rassembler les rayons lumineux pour les porter sur la rétine, objet essentiel de la vue et placé à la partie postérieure de l'œil. La cataracte consiste dans la maladie du cristalin qui, obstrué, empêche les rayons lumineux de passer : l'opération de la cataracte consiste à déplacer ce cristalin, ce qui se fait de deux manières, par abaissement et extraction, opérations qui demandent beaucoup d'adresse de la part de l'opérateur.

Tous les collyres sont nuisibles et d'autant plus, qu'ils resserrent ces mêmes points lacrymaux. Les saignées de pieds sont utiles et même indispensables, dans les cas graves et surtout chez les sujets robustes. Ici l'estomac mérite doublement considération en raison de son action sur la tête; les sujets dont l'estomac est malade doivent s'appliquer des sangsues sur la région ombilicale et à l'anus dans les cas graves; la diète est de rigueur et utile dans tous les cas. Les plaies de la cornée se guérissent le plus souvent par le régime et la diète, quand l'équilibre est établi, ce qu'annoncent des urines blanches, on les touche utilement avec la pierre infernale. — Dans quelques cas que ce soit, on doit couvrir les yeux malades, ne les mouiller qu'avec la belladone quand on ne va plus à l'air ; il faut des rideaux au lit. Quand des cils se renversent et entrent dans les yeux on doit les arracher. Il ne faut pas attendre trop long-temps de porter des lunettes, elles soulagent les yeux, comme les voitures soulagent et ménagent les jambes.

N° 23. *Des Maladies vénériennes ou syphilitiques, de leurs variétés et complications, et moyen unique dans l'univers pour terminer les écoulements chroniques.*

L'uréthrite ou chaude pisse est le plus souvent la mère de la vérole, car les trois quarts des accidents vénériens sont la suite de cette maladie négligée où contrariée, la mauvaise conformation des parties surtout centuple les accidents (*je veux parler des hommes dont le gland ne découvre pas*) ; aussi, dans ce cas, doit-on agir plus activement et chercher à faire avorter la maladie en établissant promptement l'équilibre, n° 44. Tout en agissant localement par des sangsues, des cataplasmes, des bains locaux et, dans certains cas, par l'opération du phimosis.

C'est ici le cas de penser que le mal fait le mal, et qu'avec les complications commence *l'infini.*

Pour une chaude-pisse dont tous les symptômes disparaissent entièrement dans quinze à vingt jours, soit à l'aide de la saignée, du copahu, etc., ou d'un simple régime diététique n° 42, on peut se dispenser de prendre du mercure.

Mais dans tous les autres cas (*vrai protée*) tels que chancres récents ou anciens, bubons sur quelque point que ce soit, pustules, végétations, douleurs ostéocopes, exostoses, etc., il faut, pour aider à les guérir sûrement, le mercure à l'intérieur, mais employé avec les précautions mentionnées plus bas, précautions que l'expérience nous a suggérées et fait apprécier (1).

____

(1) Les personnes qui croient s'être guéries sans mercure et seulement par des sudorifiques, se trompent : le régime auquel elles se sont assujetties en faisant usage *de ces prétendus dépuratifs de sang* est seul *la cause* de la diminution ou disparution des symptômes visibles ; du reste, sans mercure il n'y a pas de vraie guérison : l'essentiel est de le prendre utilement, comme il est dit plus bas.

Lorsque l'équilibre est établi, et non avant, on doit faire usage du copahu pour la chaude-pisse ; les capsules de M. *Mothes* offrent le moyen de l'avaler sans sentir la saveur désagréable de cette substance ; on en prend deux le matin, deux à midi, et deux le soir, une heure avant ou deux heures après le repas : on peut, voulant agir plus activement, doubler et même tripler la dose ; il suffit pour les avaler de les mettre dans une cuillerée d'eau ou de bouillon, ayant soin de boire pardessus chaque dose un verre d'eau tiède, cela afin de faciliter la dissolution des capsules et la digestion du copahu dans l'estomac, où il est bien essentiel qu'elles se fassent, car autrement, si c'est dans les secondes voies qu'elles se fondent ou dissolvent, elles purgent, irritent et ne produisent pas l'effet désiré ; il faut même, pour en aider sûrement la digestion dans l'estomac, se tenir couché ou penché sur le côté gauche pendant une demi-heure, cela de suite après les avoir avalées ; plus on boit chaud, mieux elles se digèrent.

Comme le canal de l'urètre chez la femme est court (*un pouce*) et est très-large, il y a peu d'accidents, très-souvent elles gardent une chaude-pisse sans se croire malades, il y en a même qui l'ont une partie de leur vie attribuant tout aux flueurs blanches (*combien ces femmes sont dangereuses*) ; le linge sale et taché et l'odeur infecte des parties décèlent la maladie, affection que l'on ne peut pas reconnaître au début, attendu que les parties se trouvent avant l'écoulement dans un état d'irritation et de dessèchement qui peut avoir des causes bien différentes, telles que des attouchements, quelques bains, des lotions avec des eaux astringentes, etc. Ce n'est qu'après quatre à cinq jours qu'on peut s'assurer de l'état d'une femme suspecte.

Si des chancres et des bubons accompagnent la chaudepisse, on doit panser les chancres avec un peu de cérat frais, les recouvrir de cataplasmes émolients, où l'on ajoute utilement un peu d'huile d'olive ; on emploie la charpie si la surface du chancre est blanche, devant appliquer des sangsues sur ces plaies mêmes si l'inflammation locale ne cède pas aux autres moyens locaux ayant surtout établi l'équilibre, n° 44 (1). La piqûre des sang-

---

(1) L'érection, en faisant porter le sang dans la verge, retarde la cicatrisation des ulcères ; toute pression, tout frottement des vêtements contrarie aussi ; quand on veut marcher, il faut bien assujétir les topi-

sues est moins douloureuse sur la surface ulcérée du chancre qu'ailleurs; les bubons sont recouverts avec un emplâtre de ciguë ou de dévigo, etc. ; le repos est très-essentiel : on doit, dans les cas de chaude-pisse accompagnée de chancres, etc., se dispenser de prendre du copahu, l'équilibre nécessaire à la disparution du chancre, etc., équilibre qu'on est obligé de maintenir par un régime et le repos diététique, suffit pour terminer la chaude-pisse, autrement le copahu échauffe et fait du mal.

Le suspensoir est bien essentiel, car, dans les cas graves, si l'on ne soutient pas les testicules, la secousse que ces parties peuvent éprouver les irritent, ils s'enflamment et deviennent l'émonctoire de la chaude-pisse, qu'on appelle *chaude-pisse tombée dans les bourses*, car effectivement l'écoulement cesse lorsque l'inflammation d'un ou de deux testicules arrive; dans l'occasion il faut promptement chercher à diminuer et faire cesser cet engorgement toujours douloureux et fatigant, et qui amènerait des accidents très-graves si l'on n'agit pas avec la saignée générale pour établir l'équilibre, et localement par des sangsues, des cataplasmes. S'il reste de la dureté ou engorgement, etc., il faut envelopper les bourses avec un emplâtre de ciguë ou de devigo, et porter longtemps un suspensoir.

Si du pus se manifeste dans un *bubon*, il ne faut l'ouvrir qu'avec la potasse caustique et ne le faire que quand la peau est bien amincie, autrement il survient une grande inflammation bien longue à se dissiper, etc. Pour les chancres et bubons qui les accompagnent, le repos est bien nécessaire ainsi que l'équilibre (*voir n° 44*), surtout chez les gens robustes qui ont déjà eu du mal.

Le mercure est le seul moyen de guérir complètement et sûrement les maladies vénériennes sous quelque forme qu'elles se présentent; ainsi, tout en cherchant à établir l'équilibre et guérir l'estomac s'il est malade, on agit lo-

---

ques, surtout les personnes qui ont le gland à découvert, la marche et la station nuisent également.

Le froid contrarie toutes les maladies, mais principalement les affections vénériennes : autant que possible se tenir dans une atmosphère régulièrement chaude, surtout si on est faible; ne pas passer trop brusquement du repos qu'a nécessité une maladie grave à un exercice fatigant, non plus de la diète à un régime trop nourrissant, et par conséquent échauffant : les accidents vénériens se renouvellent facilement dans ces cas.

calement suivant les circonstances, c'est-à-dire on panse les chancres avec le cérat, on cherche à résoudre les bubons et les engorgements à l'aide de sangsues, cataplasmes, emplâtres, bains, etc. ; on tond dans le besoin les bords amincis et longs, se conduisant du reste comme pour les ulcères ordinaires (n° 29), on ne les lave pas non plus que les autres plaies ; on les essuie sans les irriter ; mettre de la charpie dans les enfoncements pour les applanir, et empêcher les brides dans les cicatrices, surtout pour les chancres situés à la racine et rainure du gland ; le cérat simple et frais est le seul onguent dont on doit se servir ; on coupe les choux-fleurs, ragades, condilomes, etc. On cautérise (*les petits*) avec la pierre infernale, on prend des bains très-chauds pour les pustules et autres éruptions vénériennes (1). Sitôt l'équilibre établi et jamais avant, on prend le mercure à l'intérieur, *la liqueur Van-Wieten* qui se trouve toute préparée chez certains pharmaciens, et qui contient par once un demi-grain de sel mercuriel (*sublimé corrosif*), connu sous le nom nouveau *de deuto chlorure de mercure*, est la préparation la plus facile et la plus efficace ; une cuillerée de cette liqueur contient un quart de grain de mercure ; on peut commencer par un huitième de grain, une demi-cuillerée ou par un seizième de grain, qui est une cuillerée ordinaire à café ; la quantité quelconque ajoutée à un verre d'eau tiède sucrée (*plus elle est chaude mieux elle se digère*), le matin seulement pendant deux ou trois jours pour accoutumer l'estomac à l'impression du remède ; on prend ensuite la même dose soir et matin, trois heures avant, et quatre heures après le repas ; on augmente ensuite la dose jusqu'à un demi-grain, on peut masquer la saveur désagréable en incorporant cette liqueur dans une infusion sucrée et aromatisée à volonté. La dose pour un homme est de huit à dix grains ou une livre et quart de liqueur de *Van-Wieten*, proportionnant la quantité suivant l'âge ;

---

(1) Les pustules de la figure (*corona veneris*) sont bien incommodes ; on peut, en attendant un traitement, et même pendant le traitement comme après, car il y en a qui sont bien difficiles à guérir, si surtout on n'a pas établi l'équilibre au moment du traitement ; on peut, dis-je, les toucher utilement avec la pierre infernale et repéter plusieurs fois cette petite opération pour les rebelles. Il est rare qu'on soit obligé de le faire plus de trois fois. Si des anvers ou boutons qui suppurent surviennent dans les cheveux, il faut les raser pour guérir promptement, autrement il se perdent. J'ai vu des cheveux repousser à cinquante ans.

trois grains pour les enfants; ceux qui têtent peuvent être guéris par le lait de la mère qui subit un traitement, ce qui fait penser qu'on pourrait se guérir en se nourrissant uniquement pendant deux ou trois mois du lait d'une chèvre à laquelle on ferait suivre un traitement mercuriel continué depuis assez long-temps. Je ne parle pas des autres formes sous lesquelles le mercure peut être administré tant elles sont incommodes et sujettes à caution, etc.

La salivation ou ptyalisme (*flux abondant de salive*) peut survenir pendant un traitement mercuriel, état qui peut être compliqué du gonflement des gencives et du vacillement des dents; dans l'un et l'autre cas il faut suspendre l'usage du mercure et s'occuper d'établir l'équilibre, équilibre qui, préliminairement, aurait empêché cette complication, car rarement le mercure produit cet effet si l'estomac est sain. Si on le prend à dose convenable et qu'on ait calmé l'inflammation du tube intestinal, sitôt la bouche guérie, on doit continuer l'usage du mercure jusqu'à la dose nécessaire, et dans le cas où la salivation se renouvellerait une seconde fois surtout malgré l'équilibre établi, puis si les symptômes vénériens avaient de beaucoup disparus et si surtout on avait pris une moitié de la dose, on pourrait cesser le traitement et se croire sûrement guéri. Si, au contraire, après un traitement complet administré après avoir surtout établi l'équilibre et sans salivation, des symptômes vénériens subsistent encore, on peut augmenter la dose de mercure d'une moitié et la prendre entière s'il y a deux mois d'intervalle.

La belle saison favorise la guérison de toutes les maladies.

Si des anvers ou boutons qui supurent surviennent dans les cheveux, il faut les raser pour guérir promptement, autrement on les arrache, et le mal, en se perpétuant, rend le cuir chevelu, malade, ce qui fait tomber les cheveux qui, dans ce cas, repoussent difficilement; en rasant on guérit promptement : j'ai même vu dans ce cas repousser des cheveux à cinquante ans. On panse les plaies avec du diachylum étendu sur de la toile fine. Ici, comme pour toutes les plaies et boutons, il s'agit d'empêcher la formation des croûtes, ce qui se fait avec le diachylum.

Moyen unique dans l'univers pour guérir les uréthrites chroniques, ou écoulement presque sans fin.

OBSERVATION.

Il y a à l'intérieur de l'urèthre un suintement ou mucus

qui l'adoucit, le lubréfie et empêche le collement des parois ou membranes de ce conduit dans le moment de vacuité ; ce mucus sert encore à le tapisser pour que l'urine ne le blesse pas en le traversant, et il aide aussi le glissement de la liqueur séminale.

1ʳᵉ *Considération.* — La verge est bien plus souvent baissée qu'elle ne dresse, la paroi inférieure du conduit, se trouvant donc repliée sur elle-même, se fortifie, se nourrit dans ce sens, de manière à ne pas être aussi extensible que le côté du dessus. Dans l'état naturel tout va bien, et même en forçant cette partie inférieure en collant la verge contre le ventre dans le moment de l'érection ou dans le moment du coït, la jouissance est augmentée ; une légère irritation (*état maladif*) double la quantité du mucus (*écoulement*) qui triple et quadruple pour une irritation plus forte. La sensibilité de la partie étant augmentée, l'urine blesse en passant ; une grande inflammation tarissant ce mucus, l'urine blesse davantage. l'érection est difficile et d'autant plus impossible que le côté de la membrane inférieure du canal de l'urèthre est d'autant moins élastique, que ce conduit est plus malade, c'est ce qu'on appelle *chaude-pisse cordée*, la dissurie (*ou impossibilité d'uriner*) peut compliquer cet état.

2ᵉ *Considération.* — Les érections ou redressement de la verge dans ce cas déchirent la membrane du bas ou paroi inférieure ; la force de l'hémorragie est en raison du déchirement, et s'il n'y a pas de sang elle s'éraille ou se fendille seulement, et, dans l'un et l'autre cas, chaque plaie ou fente se guérit de manière à faire un nœud qui empêche cette membrane d'être aussi extensible et élastique : de manière que toutes les fois qu'on érecte on irrite les cicatrices, d'autant plus que la verge reste plus ou moins longtemps dressée, et au besoin renversée sur le ventre ; de là irritation dans les nœuds ou cicatrices et inflammation de la membrane, qui, pour cette raison, fournit davantage de mucus, ce qui forme l'écoulement presque sans fin.

Traitement. Le principal moyen de guérir est de tenir la verge baissée assez longtemps et régulièrement, pour donner aux cicatrices le temps de se solider et de devenir moins sensibles ; il faut pour cela un bandage approprié, il consiste en une petite chemise pour mettre la verge, le gland seul dépasse ; cette chemise est fixée à un bandage de corps par quatre cordons, dont deux la fixent en de-

vant et en haut, et deux autres l'abaissent en passant sous
les cuisses pour aller s'attacher également au bandage de
corps au-dessus des hanches; tout ce qui affaiblit aide la
guérison; la saignée est indispensable pour les sujets robustes, et pour tous une diète sévère, aqueuse et chaude,
car ce qui active d'un point la circulation pour le corps en
général, l'active de dix pour la partie malade (*la verge*).

Ici, comme dans toutes les maladies, l'état de l'estomac mérite donc considération.

L'appareil de Ducamp est pour le rétrécissement de
l'urèthre.

N° 25. *Variole ou Petite-Vérole, Vaccine, Rougeole.*

La poitrine est l'émonctoire de toutes les sensations
(*aussi la joie, le plaisir, la peur, la surprise, le chagrin, etc.,
oppressent*) ; il y a une toux plus ou moins forte au moment du début de toutes les maladies inflammatoires, l'estomac placé sous la poitrine participe à cette impression;
il en résulte le vomissement qui, au début d'une pleurésie (*voir article pleurésie, page* 30), en impose à certains
médecins qui, comme les malades, pensent qu'il faut
aider la nature, et donnent pour cela un vomitif qui tue
d'autant plus subitement un malade qu'il est plus fort.
tant il est vrai que plus il y a de poudre et plus elle est
serrée plus elle pète fort, ou mieux le suprême degré de
la vie amène l'anéantissement.

La petite vérole, la vaccine, la rougeole en débutant
agissent fortement sur la poitrine et sur toute l'économie.
Il est donc bien essentiel d'établir l'équilibre; pendant le
calme la nature fait mieux ses fonctions. Il y a engourdissement pour les sujets trop robustes; beaucoup de malades
se sauvent en saignant par le nez ; la diète est utile pour
toutes les maladies éruptives; la convalescence est en raison de la longueur de la maladie, et surtout de la série à
laquelle appartient le malade.

Pour vacciner on doit calculer la force et la santé du
sujet, faible ou ayant trop de vie, ne mettre qu'un bouton
à chaque bras; j'ai vu mourir des sujets essentiellement
lymphatiques au moment ou la fièvre se déclare, qui, en
se développant trop fort, paralyse les fonctions vitales.

Le virus est d'autant plus actif qu'il y a moins longtemps
qu'il s'amasse dans le bouton, le cinquième jour, par
exemple, à dater du moment qu'on a vacciné.

N° 26.   *Des Fistules et Piqûres en général.*

Les matières fécales ou stercorales, durcies par suite de la maladie de l'estomac, s'entassent dans le rectum, le gênent et l'enflamment; les vaisseaux se gonflent et deviennent variqueux, d'autant plus qu'ils sont étranglés par le resserrement de l'anus; ces vaisseaux s'ouvrent plus ou moins promptement, de là, fistule, sinus, etc., (*voir la manière de donner un lavement, page* 6, *rectum, lettre H*) que l'on fait cesser quelquefois en régularisant les digestions, et, par conséquent, en guérissant l'estomac (*voir le traitement des maladies, n° 7, page* 23,) si, surtout dans les cas anciens de fistule complète, on irrite une ou deux fois le trajet fistuleux avec une sonde ou un bourdonnet de charpie; ceci l'enflamme et l'aide à se recoller. L'opération de la fistule est essentielle pour les cas qui résistent à ces tentatives.

L'irritation de l'estomac donnant de la fièvre, les paupières y participent, les points lacrymaux s'enflamment et se bouchent (*voir traitement des maux d'yeux, n°* 22, *page* 53. Le sac lacrymal s'obstrue aussi par suite de l'inflammation, ce qui occasionne une fistule plus ou moins complète : il faut pour guérir, rétablir l'estomac, puis aussi agir localement, quelquefois la potasse caustique est employée utilement, mais dans les cas un peu graves, il faut avoir recours aux gens de l'art.

Beaucoup de fistules existent, parce que leurs ouvertures ou entrées sont trop étroites, et d'autres parce que les bords des conduits fistuleux sont devenus calleux, au point de ne plus pouvoir se recoller ensemble, malgré la disparution entière de la cause, telle que celle qui résulte d'un abcès à la joue par suite d'une dent carriée mais totalement détruite ou arrachée depuis bien long-temps même.

Dans le cas où la dent existe encore, l'arracher, puis après détruire entièrement le conduit avec la potasse caustique; il faut deux applications afin de pouvoir agir aussi profondément qu'il est nécessaire, tout en évitant de détruire les côtés, qu'il est essentiel de ménager, surtout à la figure, etc. On applique donc un morceau de potasse sur l'ouverture du trajet fistuleux, dans lequel on a eu soin d'introduire préalablement un brin de charpie, afin de se guider pour la seconde application, puis aussi afin que la potasse puisse, en se fondant, s'insinuer et agir sur la partie essentielle à détruire. Six heures après la première application, on fend l'escarre, ce qui se fait sans douleur; puis, dans la fente on introduit un nouveau morceau de potasse, que l'on assujétit à l'aide d'un tampon de charpie râpée, maintenue solidement par un emplâtre de diachylum, et, au besoin, avec une bande; on favorise la chûte de l'escarre avec des cataplasmes ou des emplâtres d'onguent de la mère, puis on panse la plaie, ayant soin de tenir dedans un bourdonnet de charpie dont on diminue insensiblement la grosseur et la longueur.

En agrandissant les entrées des trajets fistuleux avec de l'éponge préparée et des bourdonnets de charpie méthodiquement placés, on en guérit beaucoup, et, quand avec ces moyens on ne réussit pas, on emploie les caustiques. Il faut, quand on le peut, favoriser le collement du fond du sac, en exerçant une pression faite en raison de la position, etc., cela aide à le coller et empêche le séjour des liquides.

Une *piqûre* est plus ou moins douloureuse et dangereuse en raison de sa position, de sa profondeur et de l'étroitesse de son entrée : un moyen de prévenir les accidents serait de tenir l'entrée large en attendant et pour favoriser la guérison du fond, ce moyen consiste à placer sur l'entrée un morceau de potasse caustique ou de pierre infernale, substances qui détruisent tout ce qu'elles touchent et qui par conséquent agrandissent les entrées des piqûres par les pertes qu'elles occasionnent. Ces moyens calment promptement la douleur qui accompagne certaines piqûres : on peut même se servir de ce moyen lorsque du pus existe ; l'alkali réussit quelques fois employé à l'instant même. Les fumigations sont inutiles.

N° 27. *Hernies. Moyen de les guérir, incurables dans certains cas; de la hernie étranglée.*

Les hernies se forment souvent par suite de la maigreur survenue tout à coup, soit après une maladie ou autrement; les trous qui, dans ce cas, se trouvent ouverts par la fonte de la graisse, permettent aux intestins de s'échapper. — Une espèce de hernie difficile à guérir, est celle à la suite d'un bubon qui a suppuré, vu que le tissu cellulaire, qui bouchait l'ouverture, a été détruit par la suppuration et laisse un vide irréparable. La pression constante et continuée long-temps est le seul moyen qu'on doit tenter pour guérir les hernies ; cette pression, en déterminnat une inflammation, aide à recoller les parties divisées. — Les personnes qui reprennent de l'embonpoint se guérissent plus promptement et plus sûrement.

La hernie étranglée ou bubonocède (*voir page 22, article charlatans*) est le résultat de la sortie prompte et brusque d'une portion d'intestin ; elle peut, comme toutes les autres, se former sur tous les points du ventre, mais principalement aux aines, une tumeur de la grosseur d'un petit œuf, très-douloureuse à la pression, un état d'abattement, des coliques d'abord avec envies de vomir accompagnées de grands efforts, puis ensuite vomissements de matières stercorales, suffisent pour faire reconnaître cette terrible maladie, qui fait périr un homme robuste dans 24 heures ; le toucher, d'ailleurs, ne laisse point de doute.

De grands efforts en vomissant et le plus souvent en levant quelque chose les bras tendus et élevés, et le corps panché en avant déterminent cet accident.

Pour guérir, faire prendre au malade la position qui a favorisé la sortie de l'intestin ; pour cela pencher le tronc sur le ventre, et fléchir fortement les jambes sur les cuisses, puis par le taxis ou pression graduelle et méthodique sur la tumeur, on vient à bout quelquefois de faire rentrer l'intestin : une saignée générale est utile et même indispensable pour la personne robuste, chez laquelle on peut aussi essayer la réduction ; le malade placé dans un bain et ayant la position ci plus haut.

C'est perdre un temps précieux que d'appliquer des sangsues, des cataplasmes, des emplâtres, etc. ; et, pour nous résumer, si l'accident date de 24 heures, il ne faut pas balancer à opérer après une ou deux tentatives, si on veut sauver le malade ; l'opération consiste à débrider l'anneau par lequel l'intestin est entré ; elle ne doit être confiée qu'à un chirurgien adroit et expérimenté.

N° 28. *De la rage spontanée chez l'homme et les animaux, de celle proprement dite* hydrophie *par suite de la morsure d'un animal enragé, de la vipère, etc.*

La rage spontanée est au chien, ce que le vertige est au cheval et la folie à l'homme ; la *cause* est la maladie de l'estomac, maladie qui complique la rage proprement dite, la morsure dela vipère, etc., comme elle peut faire naître le tétanos *(voir l'explicaton de ce terme page 26)*, actions ou complications toujours subordonnées au degré de maladie de l'estomac et à la forme de la tête. Pour la première se contenter d'établir l'équilibre n° 44, guérir l'estomac *(n° 7, page 23)*, et le maintenir guéri *par les points page* 17; pour les secondes, tout en agissant pour établir l'équilibre et guérissant l'estomac, cautériser à la minute les parties lésées avec les précautions que réclament l'importance de la partie et la position de la plaie; le fer rouge est le premier moyen, la pierre infernale est le second, bien efficace sans être effrayant; on introduit un morceau de cette substance dans la plaie, proportionnant le volume à la grandeur et profondeur du trou; on recouvre toutes les parties endommagées avec un linge trempé ou imbibé d'un mélange d'ammoniaque et d'eau, à parties égales : on panse avec du cérat simple pour favoriser la chute des escarres; on agit de même pour les morsures de la vipère, etc.

N° 29. *Des ulcères en général* (sur cent personnes qui ont mal aux jambes, quatre-vingts ont mal à la gauche), *des varices, des crevasses ou gerçures des bouts de seins des nourrices, des crevasses des mains, des maux de lèvres ou chancres blancs.*

Ayant établi l'équilibre dans la circulation à l'aide de la saignée, des sangsues, de la diète ordinaire : puis, après avoir dégorgé le membre malade par des applications de sangsues sur et autour de la plaie, et quelquefois par l'emploi des cataplasmes ou topiques émollients, il s'agit, pour guérir les ulcères en général, de détruire les bords, qui, étant plus ou moins durs et calleux, ne peuvent pas, pour cette raison, se coller avec les chairs, ni entr'eux : la manière de panser fait beaucoup aussi, car un des points essentiels est de détruire les bords tout en ménageant le milieu de l'ulcère tant qu'il est plus bas que ces mêmes bords.

Le meilleur moyen pour les détruire est de les couper en travers, cela de proche en proche *(les hacher en quelque sorte)* de demi-ligne en demi-ligne, et d'un quart de ligne de profondeur, et davantage pour les bords très-épais *(sept à huit lignes par exemple)*, le faire le plus exactement possible, et au besoin deux fois par jour, jusqu'à ce que ces bords soient au niveau de la chair.

Un autre moyen qui convient pour les enfants et les gens timides est la cautérisation avec la pierre infernale ; ce moyen, indépendamment qu'il est plus long, demande de grandes précautions pour être employé, attendu que l'on ne peut agir exclusivement sur un point comme on le fait avec la coupure, parce que cette pierre, tout en agissant sur les bords, s'insinue un peu dans la plaie et détruit les chairs. Il est donc bien essentiel de n'agir que sur les bords ; dans l'un et dans l'autre cas il faut recouvrir la plaie avec de la charpie assez longue pour porter sur les bords, de manière qu'elle ne s'enfonce que le moins possible dans la plaie ; on graisse la charpie avec du cérat, seulement pour empêcher qu'elle ne blesse ; il faut de la charpie pour panser et non du linge, parce que la charpie absorbe la sérosité, qui, stagnant sous une simple compresse, gêne la plaie.

Quand les chairs sont au niveau, et que les bourgeons charnus s'élèvent trop, on les cautérise avec la pierre infernale, et, dans ce cas, l'on recouvre la plaie avec de la charpie râpée, qui use elle-même et nettoie l'ulcère, entraînant après elle les parties auxquelles elle adhère : en général on ne lave jamais utilement les plaies.

Lorsque les bords sont abaissés et au niveau des chairs, et que la cicatrisation peut se faire utilement, les bords demandent à être ménagés à leur tour ; pour cela on les recouvre avec des bandelettes de linge fin enduites de cérat, le restant de la plaie recouvert dans ce cas avec de la charpie graissée de cérat. Il est de rigueur de garantir la plaie des agens extérieurs, les chairs sont bien tendres ; une bande trop serrée, la pression, la pesanteur, etc., de l'autre jambe suffisent pour blesser et retarder la cicatrisation ; il faut, pour y compter, recouvrir le membre avec une plaque en fer-blanc présentant un enfoncement proportionné à la partie que l'on veut ménager et garantir. Pour assouplir la peau et solider la cicatrice, tenir long-temps un linge fin graissé de suif de chandelle ; on nettoie ou l'on tient la peau propre sans la laver ; la graisse facilite la chute des croûtes que l'on doit enlever soigneusement, parce que leur présence blesse et contond, ce qui perpétue le mal. On porte aussi utilement une guêtre en peau de chien ou en toile fine, neuve ; et, dans ce dernier cas, on met sur la cicatrice un large morceau de peau de chien. Quelques ulcères offrent des végétations pareilles aux choux-fleurs, qui, ainsi que leurs bords durs,

calleux et presque cartilagineux, s'opposent à la guérison.
Ces végétations sont quelquefois produites par des vaisseaux rompus et déchirés qui demandent à être attaqués
vivement. Il faut, pour guérir ces sortes de plaies, la
coupure, les caustiques, la charpie râpée et un bandage
approprié. Les caustiques sont la pierre infernale, la potasse caustique, la poudre de Rousselot, le phosphore, etc.
J'ai vu quelquefois, pour le même ulcère, couper les
bords sur certains points, les ménager sur certains autres, et cautériser les végétations. Ces végétations considérables sont toujours dangereuses : sur quelque partie
qu'elles existent, c'est le cas de répéter que le vrai médecin est celui qui prévient les maladies.

Pour les varices, guérir l'estomac, établir l'équilibre,
puis par une pression constante et méthodique et par
l'emploi des guêtres, des linges trempés dans l'eau de
chaux ou de saturne, etc., conviennent aussi comme
dessicatifs.

Les crevasses ou gerçures des bouts de seins des nourrices se guérissent en détruisant leurs bords, ce qui ne
peut se faire qu'avec la pierre infernale. Ce moyen apaise
promptement la douleur, et la cicatrisation se fait d'autant plus facilement qu'on tient plus régulièrement les
bords en rapport, c'est-à-dire en tenant les bouts faits ou
façonnés à l'aide d'un bout de sein en gomme élastique ;
on graisse avec le cérat simple.

Les chancres de la bouche se touchent utilement avec
la pierre infernale, et se guérissent toujours facilement et
sûrement si on guérit l'estomac dont la maladie est toujours la *cause*, ou les complique s'ils sont occasionnés,
comme cela arrive quelquefois, par la présence des aspé-
rités de quelques dents ; on doit les arracher si, en li-
mant, on ne peut effacer les points qui blessent.

Les crevasses ou gerçures des mains se guérissent facilement, si on efface leurs bords durs et calleux ; pour
cela les couper, graisser les mains avec du suif et les laver
le moins possible, ayant soin de les essuyer de suite après
les avoir lavées : que l'eau soit chaude ou froide, l'humidité donne prise à l'air, ce qui exaspère le mal.

Le tempérament dispose aux maux de lèvres que la maladie de l'estomac complique aussi ; il faut en même
temps qu'on régularise les digestions, toucher ou laver
une ou deux fois par jour les lèvres avec un mélange
d'une partie d'acide sulfurique et dix à douze parties

d'eau. On maintient la guérison en les graissant avec du suif, surtout quand on va à l'air. Cette graisse habille et assouplit la peau, et fait qu'elle ne se gerce pas aussi facilement.

N° 30.   *Surdité chez l'homme et chez chez les animaux.*

La membrane qui tapisse l'oreille (*tympan*) a un suintement comme l'œil a les larmes, la bouche la salive, etc., qui, en se durcissant, porte le nom de cérumen ; il est rejeté ou doit être enlevé habituellement, car en s'entassant et se durcissant il devient corps étranger et blesse le tympan en raison de son volume, et empêche ainsi l'audition ou l'entendement : quelquefois cette cire s'amollit et fermente, il s'établit alors une suppuration qui détruit la membrane de l'oreille et laisse une surdité proportionnée aux ravages de la suppuration et à la disposition du conduit auditif. — Le mucus ou suintement de l'oreille, est pour empêcher que le contact de l'air frais ne soit trop sensible, et pour modifier l'action des sons trop forts ; la tortuosité du conduit est aussi pour le même motif.

Quand le conduit auditif est très-large et droit, l'audition est pervertie en raison de cette défectuosité, parce que l'air y entrant trop facilement, ainsi que les sons, irritent et enflamment la membrane, le mucus est augmenté ou supprimé ; il y a alors augmentation de vie et par conséquent pervertissement de la sensibilité (*ou surdité plus ou moins prononcée*). — Après avoir régularisé la digestion, le meilleur moyen de guérir ou de diminuer la surdité est de modifier la conformation du conduit auditif ; pour cela un tampon suffisant de laine fine remplit parfaitement l'indication ; par son élasticité, cette laine reste à demeure tout en laissant passer librement l'air entre les brins pour l'entendement, et jamais trop subitement pour brusquer ou contraster avec la chaleur de l'oreille ; le coton, en serrant, se mouline facilement, tombe et laisse le conduit de l'oreille à nu, ou s'engage trop et blesse le tympan en devenant corps étranger. — Dans le cas d'entassement de cérumen, la première chose à faire est d'enlever la cire ; si elle est trop dure, on l'amollit en mettant, quelques heures à l'avance, un peu d'huile d'olive, etc. ; il est bien nécessaire aussi après cette opération de mettre un tampon de laine pour empêcher le contact de l'air libre qui contrasterait trop dans

le conduit auditif ainsi dégarni : on doit graisser à peine
le tampon de laine, qui autrement pourrait un peu irriter.

Dans les cas anciens de surdité (*exceptés ceux par suite
de suppuration*) où la membrane n'est et ne peut être que
paralysée, on la stimule utilement avec la *galvano-puncture*, n. 36, ayant eu, avant l'emploi de ce nouveau moyen
thérapeutique, la précaution de guérir l'estomac que l'on
doit maintenir guéri, et après avoir aussi employé la
laine que l'on doit continuer.

En coupant les oreilles des chiens, des chevaux, etc.,
on facilité l'entrée trop subite de l'air et des sons, il en
résulte une irritation qui, à la minute, exalte plus ou
moins la sensibilité de l'oreille (*(u égard à la largeur du
conduit*), ou qui finit par se paralyser : deux résultats qui
troublent l'audition, et qu'on peut éviter en ne coupant
pas les oreilles ; cette mutilation favorise le tremblement
chez le chien et le vertige chez le cheval.

N° 31. *Du Bégaiement.* — *Les Chanteurs, les Coureurs.*
(Voir auparavant la decsription du diaphragme, n° 9.)

La maladie de l'estomac, ainsi que le resserrement de
la poitrine d'avant en arrière, compliquent toujours cette
infirmité, qui, le plus souvent, ne reconnaît pas d'autres
causes, parce que les poumons ne peuvent pas se développer suffisamment pour prendre une assez grande
quantité d'air pour alimenter la voix et la parole.

En guérissant l'estomac, ou peut donc soulager et
guérir ; guérir, quand la poitrine est ronde, et soulager
seulement quand elle est étroite ou resserrée d'avant en
arrière.

Après avoir guéri l'estomac, si la poitrine est ronde et
que le filet de la langue soit par trop long, on peut, par
une grande attention et exactitude à prendre beaucoup
d'air avant de parler. changer utilement son état. Si le
filet est trop court, il faut le couper : ce qui n'est pas
toujours facile, et faire, du reste, ce qui est dit comme
quand il est assez ou trop long.

Quand l'estomac est un peu rempli, il est moins sensible. ainsi que le diaphragme par conséquent; ce qui
fait que les poumons s'allongent plus facilement et s'appuyent plus impunément sur lui, et permet à ces mêmes
poumons de se développer davantage et de prendre une

plus grande quantité d'air : aussi, dans ce cas, les bègues ont, en chantant, une plus grande facilité de prononcer, parce que l'action que nécessite le chant et celle qu'ils mettent à chanter, forcent les poumons et toutes les parties qui concourrent à former la parole et la voix, à être dans un état de tension qui finit par les rendre moins sensibles et impressionnables, et fait qu'ils se dilatent plus facilement et permettent de prendre une plus grande quantité d'air.

Pour être bon chanteur et pouvoir poussser sa voix, il faut que la poitrine soit ronde et l'estomac sain : les coureurs ont besoin de réunir ces conditions.

N° 32. *Dents.*

Les dents servent d'ornement à la figure, sont utiles pour la prononciation et indispensables pour la mastication, si importante pour une bonne digestion; et en raison de leur utilité j'entrerai dans quelques détails. Les dents sont implantées et maintenues dans les alvéoles par une membrane, qui sert à rendre moins sensible les chocs qu'elles peuvent éprouver et les effets de la pression qu'elles ressentent et exercent pour la mastication : la destruction de cette membrane entraîne celle de la dent, et voici comment. — Le tartre s'entasse sur la dent, à la manière de la suie à la cheminée, et par sa présence refoule, blesse et détruit la gencive, qui, enflammée, suppure, détruit à son tour la membrane qui tient la dent fixée; celle-ci, dans ce cas, devient vacillante par le vide occassionné par le manque de cette membrane; les gencives blessées par la présence du tartre sont saignantes, boursoufflées et douloureuses, le tartre continuant à s'entasser, finit par porter sur la mâchoire et soulève la dent à mesure qu'il augmente : c'est de cette manière que les dents se perdent sans être cariées, ce qui arrive plus ou moins promptement en raison de la négligence, des mauvais soins, du tempéramment, de la disposition de la mâchoire et de l'état maladif de l'estomac, car si la digestion est pénible, elle fournit des rots et du tartre comme un feu qui, en brûlant fournit beaucoup de fumée et conséquemment beaucoup de suie. — Il faut donc soigner l'estomac, enlever le tartre à temps utile, parce que plus la dent devient vacillante par suite de la présence de cette matière, plus il est difficile de la raffermir; si le tartre forme corps, il faut l'instrument pour l'enlever, et si au contraire il ne forme encore qu'un enduit, on l'enlève facilement avec un mélange d'une partie d'acide muriatique avec trente parties d'eau, mélange auquel on doit ajouter encore vingt à trente parties d'eau pour s'en servir habituellement, à l'aide d'une brosse, seulement deux fois par semaine.

Ephélides ou tache de la peau. Ce mélange d'une partie d'acide et trente parties d'eau sert aussi pour diminuer les éphélides ou taches de rousseur : on lave et laisse sécher sans essuyer, on adoucit et blanchit parfaitement les mains avec ce mélange (*il tache les couleurs tendres des étoffes*). Cette eau peut se colorer avec la fleur de violette pour la dissoudre, il faut une partie d'acide sur dix d'eau, plus on met de fleurs, plus elle est foncée ; une vingtaine d'heures suffisent pour obtenir la couleur ; on la passe, et pour s'en servir ajouter l'eau comme il est dit plus haut : on aromatise avec le citron, etc... Toutes les poudres sont nuisibles, parce qu'en s'entassant entre les dents et la gencive, elles deviennent corps étranger et blessent en raison de leur volume. En soignant l'estomac, on favorise aussi la chute des premières dents : il faut les ôter à temps utile, quelquefois elles gênent et dévient celles de la seconde dentition et leur communiquent souvent leur carie, ce qui perpétue le mal. Il est nécessaire de limer les dents et surtout les incisives qui ne se touchent que par le bout, parce que dans ce cas les aliments séjournant dans le vide, s'y pourrissent, ce qui occasionne la destruction de l'émail et par conséquent la carie, ce qui se fait bien promptement par le contraste de l'air chaud qui sort et du froid qui entre, et qui est d'autant plus mauvais, que l'estomac est en mauvais état. — L'alliage de Darcet, fusible à la chaleur de l'eau bouillante, cent degrés (*thermomètre centigrade*) sert à plomber les dents. En ajoutant à cet alliage une partie de mercure coulant sur dix à douze d'alliage, on le rend fusible à soixante degrés, ce qui permet de le mouler exactement dans les caries. On plombe une dent pour trois raisons : 1° pour la conserver en empêchant la carie ; 2° pour prévenir l'odeur qu'occasionne l'entassement des substances alimentaires et le séjour des mucosités, etc...; et 3° pour faciler l'extraction d'une dent largement cariée et qui s'écraserait, sous l'instrument, sans cette précaution.

Nota. Il y a des personnes qui ont les dents d'un blanc

éclatant, ce qui prouve que l'émail est très-mince et qu'on l'userait bien facilement en brossant trop souvent. La sortie des dents de sagesse occasionne quelques fois des tumeurs, des glandes qui disparaissent si on arrache les dents.

N° 33. *Des vers intestinaux et du Fondement chez l'homme et les animaux.*

Ce sont les aliments qui, en fermentant dans l'estomac, font éclore les œufs des vers ; le premier point est donc de guérir l'estomac pour régulariser les digestions. (*Voir le traitement général des maladies, page 23, n° 7*), et, pour le maintenir guéri, s'observer comme page 17.

Toutes les infusions amères que l'on donne pour détruire les vers enflamment encore l'estomac, et d'autant plus qu'il est déjà irrité.

Ayant établi l'équilibre (n° 44) et guéri l'estomac, on doit, pour le ver solitaire, faire usage d'une décoction de seconde écorse de grenadier, mettre deux onces de cette racine dans trois litres d'eau, faire réduire à deux tiers, que l'on doit prendre par verrée, de demi-heure en demi-heure, ayant soin de prendre, une demi-heure après le dernier verre, deux cuillerées d'essence de térébenthine, que l'on peut incorporer avec un jaune d'œuf et un verre d'eau ; avaler le tout en une seule dose : on proportionne pour les enfants et les personnes faibles, comme on peut augmenter d'un tiers pour une personne très-forte.

Pour les vers ordinaires, le mercure doux ou calomélas (*proto chlorure*) est le remède par excellence ; après avoir préparé l'estomac, prendre cette substance depuis un demi-grain par jour, pour le plus jeune enfant, jusqu'à quatre grains, pour un adulte, etc. ; on l'incorpore avec de la racine de réglisse, de guimauve, etc., que l'on met en pilules à l'aide du miel ou d'un sirop.

Pour les vers du fondement : tout en guérissant l'estomac, tenir le plus exactement dans le fondement d'un tampon de charpie ou de linge, de deux à trois pouces de long et graissé avec de l'onguent mercuriel ; puis, chaque matin, pendant le temps nécessaire, prendre un lavement avec de l'eau froide et bien salée (une cuillerée de sel dans deux verres d'eau).

Pour les animaux, appaiser l'inflammation de l'estomac en les faisant boire beaucoup et bien chaud, régler les repas, et penser qu'un peu bien digéré nourrit, et, du reste, se régler d'après l'article régime méthodique, page 17; l'onguent mercuriel et l'eau froide fortement salée doivent s'employer aussi pour les animaux.

N° 34. *Des Bains en général, des Médicamentaux, Minéraux, Thermaux, etc.*

Les bains sont presque toujours nuisibles, ils ne sont utiles que comme adjuvant de la saignée, des sangsues, de la diète, etc., quand il faut diminuer les forces et établir l'équilibre : cependant les personnes de la première série peuvent impunément prendre des bains chauds; mais quand un sujet épuisé par des signes terribles de maladies, veut encore augmenter cet épuisement par des bains de toute nature, sans s'occuper de la *cause* des maladies, il se suicide d'autant plus subitement qu'il agit plus imprudemment et activement ; les bains de vapeurs, étuves, douches, etc., sont également nuisibles pour ces derniers. On sait combien l'usage des eaux froides salines, sulfureuses, etc., fait de victimes. Beaucoup de malades succombent pendant leur usage, et si les bains de mer ne tuent pas subitement, c'est parce qu'on ne prend pas l'eau à l'intérieur (*voir eau froide, page* 17). Les bains froids en refoulant le sang sur les organes intérieurs les fatiguent comme l'orage fatigue la partie endommagée d'un vaisseau, d'une maison, etc. ; ce sont surtout les sujets des 3e et 4e séries que ces excitations usent le plus, ceux de la deuxième le sont moins, et ceux de la première peuvent s'en servir d'autant plus impunément qu'ils sont pourvus de plus de vie.

Les eaux minérales (*ou froides*) et celles thermales (*ou chaudes*) prises à l'intérieur ont aussi leurs inconvénients ; elles sont d'autant plus meurtrières qu'elles contiennent davantage de principes salins, sulfureux, etc. Si les médecins qui dirigent ces établissements de bains thermaux connaissaient la *cause* des maladies, il y aurait moins d'inconvénient; il ne s'agirait que d'établir l'équilibre, puis de boire méthodiquement de l'eau chaude naturelle, pour obtenir l'effet de la guérison qu'on y va chercher, résultat qu'on obtiendrait d'autant plus facilement que les malades sont sous les yeux du médecin, sont bien logés, se trouvent débarrassés de l'ennui de leur commerce, des tracas de ménage, et parce qu'enfin c'est dans la belle saison qu'on fréquente ces établissements.

N° 35. *Des Maisons d'Aliénés ou Fous.*

Il ne faut pas avoir visité plusieurs maisons de fous pour avoir été témoins des inconvénients résultant de la mauvaise administration, des soins et des médicaments que l'on donne et que l'on emploie dans ces maisons : l'eau est à la disposition des malades qui peuvent aussi manger et fumer à chaque instant.

On donne des vomitifs, des purgatifs, des drastiques ; on emploie les bains froids, les douches, etc., sans s'occuper de la *cause* des maladies. Aussi combien de malheureuses victimes, combien d'hommes sequestrés de la société, combien de familles déshonorées ! ! !........ etc. (*Voir page* 17.)

N° 35. *De l'électricité, du galvanisme, du perkinisme, de l'acupuncture, du magnétisme animal, du massage, ainsi que de tous les excitans cutanés : utilité et abus de ces différens moyens thérapeutiques, de l'électro-puncture, de la galvano-puncture, de l'électro-perkinisme, du galvano-perkinisme, ou réunion de ces trois moyens.*

On sait que l'électricité sèche ou proprement dite, le galvanisme ou électricité humide, ainsi que les différens moyens mentionnés dans le titre, n'agissent qu'à la circonférence des corps, et que les secousses qu'ils donnent font sur un organe intérieur malade ce que les orages font sur une partie endommagée d'un vaisseau ou d'une maison ; ce qui fait qu'on a, dans un temps, abandonné ces moyens de guérir, jusqu'au moment où, à l'aide des aiguilles à acupuncture, on a pu introduire le fluide électrique à l'intérieur des organes, ce qui permet de les influencer en raison des circonstances, c'est-à-dire de leur structure, texture, de leur sensibilité et importance.

C'est à l'aide de la *galvano-puncture* (*réunion de l'acupuncture et du galvanisme*) qu'on peut agir à doses assez minimes et sans grandes secousses, principalement pour les yeux, dans le cas de goutte sereine et de surdité ancienne.

On se sert de ce moyen, tant pour les variétés de goutte-sereine que pour les névralgies en général (*depuis la convulsion jusqu'à la paralysie*), les engorgements indolens des glandes, etc. ; on place plus ou moins d'aiguilles, ayant la précaution ou attention de n'augmenter le nombre qu'après avoir accoutumé le malade à cette sensation. Le grand point ou point important est de n'employer ces moyens de guérir qu'après avoir établi l'équilibre n. 44, ou autrement ce serait vouloir faire monter l'eau contre sa source, ou essayer d'éteindre le feu en y mettant de l'huile.

Le perkinisme ne sert que pour l'extérieur. L'instrument se compose de trois lames de trois métaux différens (*zinc, cuivre et acier*), et, au besoin, tous les métaux oxidables peuvent servir. Ces lames sont taillées en pointe et forment encore une pointe étant jointes ensemble : elles sont réunies à leurs grosses extrémités par un clou qui leur permet, en se glissant l'une sur l'autre, de s'écarter par l'extrémité opposée. Une des lames, celle interne, dépasse de quelques lignes et offre un anneau pour attacher un des fils conducteurs qui communiquent avec la cuve galvanique ou la machine électrique. L'autre fil tient à une aiguille fixée sur un point quelconque du corps, comme pour la *galvano-puncture*.

Ces pointes ou extrémités pointues étant mobiles, peuvent s'écarter plus ou moins; pour agir, on les imprègne du liquide de la cuve galvanique, ou on les charge de fluide électrique, puis on les promène avec une plus ou moins grande vitesse et pression sur les parties douloureuses; ce moyen seconde la *galvano-puncture* qui doit avoir été employée précédemment.

L'acupuncture consiste à introduire des aiguilles dans le tissu des organes; le nombre de ces aiguilles n'est pas limité; mais il doit toujours être proportionné au volume, à la texture de la partie et à l'action qu'on veut produire, action qui peut être augmentée, si l'on opère sur ou dans la même partie avec des aiguilles de différents métaux.

Le massage consiste dans des attouchemens et pressions faits de proche en proche et promenés au besoin sur tout le corps, et quelquefois seulement sur les parties douloureuses.

Puisqu'au moment que nous voyons frapper un individu, nous en éprouvons une sensation dans l'endroit où il reçoit le coup, nous pouvons bien aussi être impressionné par des signes, grimaces et contorsions; puis, par les attouchements *des magnétiseurs*, ce qui peut s'expliquer aussi par l'attraction des métaux, l'influence du serpent sur le crapaud et de ce dernier sur l'abeille.

Mais en convenant de l'action de toutes ces manœuvres, toutes n'ont pas seulement l'inconvénient des autres

moyens mentionnés plus haut, mais de donner au charlatanisme les moyens de fasciner les yeux et d'amadouer
plus facilement leurs dupes. (*Voir, page* 19.)

Chacun sait que dans toutes les villes, villages, et même
dans le plus petit hameau, il y a des *rhabilleurs* et guérisseurs par secret, espèce de *magnétiseurs et masseurs*. Quelquefois leurs manœuvres ne sont rien ; mais elles deviennent extrêmement meurtrières et dangereuses, en laissant
agraver une maladie aigüe, telle que la pleurésie, une
hernie étranglée, etc., qui demandent des secours si
prompts. La police est bien sotte et bien aveugle si elle ne
peut pas empêcher de tels abus et paralyser cette caste de
guérisseurs, vraie lèpre de la société.

N° 37. *Faim-callé. ou faim canine, moyen de l'empêcher, ainsi que le vomissement sur mer.*

Continuellement pendant le sommeil, comme pendant
la veille, pleins ou vides, l'estomac et les intestins se contractent, se frottent par un mouvement d'ondulation ; ce
mouvement s'appelle péristaltique.

La faim résulte de ce frottement à nu ou à vide ; et,
comme ce mouvement doit être plus sensible pour un estomac irrité, il doit en résulter une faim plus grande et
assez grande pour faire tomber un homme (*cela en raison
du rapport de l'estomac avec la tête*). Cet état maladif, variété et premier degré de l'épilepsie, s'appelle *faim-callé*
ou faim canine (*boulimie*).

Pour faire cesser cet état, guérir l'estomac (*voir traitement général des maladies n. 7 et traitement de l'épilepsie
pages* 24 *et* 39.

Cette irritation de l'estomac se trouvant inévitablement
augmentée par le roulis d'un vaisseau, il n'est pas éton-
nant que la convulsion de l'estomac arrive, et, par suite
naturelle, le vomissement, si surtout on s'obstine à laisser l'estomac à vide trop longtemps, ou qu'on le rem-
plisse trop.

Guérir l'estomac avant de s'embarquer, ou tout au
moins se conduire comme il est dit n. 4, page 17.

N° 38. *Brûlure (de la). Moyen de la guérir à la minute.*

Il s'agit de plonger la partie brûlée dans un mélange d'ammoniaque liquide ou alkali et d'eau (*à partie
égale*) ; on recouvre les parties qu'on ne peut pas plonger,
avec un linge imbibé de ce mélange ; quelques heures suf-

fisent pour une brûlure légère, et une demi-journée pour les brûlures plus considérables.

Moins il y a d'eau dans le mélange, plus il est actif ; on peut même employer l'*alkali* pur, lorsque la peau n'est pas enlevée, il guérit à la minute ; pur ou mélangé il est difficile de s'en servir à la figure, seulement à cause de l'impression trop sensible qu'en reçoivent les yeux.

Une bouteille de ce mélange devrait être dans tous les ménages et même dans plusieurs endroits de la maison.

N° 31. *Cors aux pieds (des), de ceux entre les doigts de pieds.*

Pour guérir les cors, il s'agit d'amincir avec l'instrument la peau dont l'épaisseur et la dureté blessent, en agissant comme corps étranger, la partie sur laquelle elle est placée. L'instrument soulage à la minute et guérirait radicalement, si le point sur lequel il était fixé n'était plus exposé à la pression.

Un moyen qui remplace l'instrument est la pierre infernale ; comme elle fait mourir tout ce qu'elle touche, on est sûr d'amincir la peau en la touchant avec cette substance qui, pour agir, doit être à peine mouillée. C'est en se fondant qu'elle pénètre et travaille ; pour s'en servir, il faut l'assujétir dans une plume à écrire : ainsi disposée, on la promène sur la surface du cor, insistant sur les points utiles à détruire. On doit, pour les cors très-épais, enlever une partie de la dureté ; on agit avec plus de précision : l'escarre tombe plus ou moins promptement ; on en hâte la chûte avec des emplâtres d'onguent de la mère. Il faut agir modérément, autrement il en résulte de l'inflammation et douleur, seuls accidens qui peuvent survenir.

Ce sont ceux entre les doigts de pieds qui se guérissent le plus sûrement, en ce qu'ils ne sont pas aussi sujets à la pression ; on les touche et panse comme les autres. Si la première application ne suffit pas, on en fait une seconde.

Des Verrues.

C'est avec la potasse caustique qu'on les attaque : pour cela, circonscrire exactement chaque tumeur avec du diachylon, ne laissant dépasser que la partie à détruire. Cette précaution prise, on met un morceau de potasse proportionné au volume de la partie à détruire ; par exemple, pour une verrue de la grosseur d'un pois ordinaire, en mettre gros comme un grain de navette ou de millet : il en faut moins pour les tempéraments lymphatiques (*voir au tableau n. 3*). C'est en fondant que cette substance agit ; aussi, si l'on humecte à peine la potasse ou que la surface de la verrue soit un peu humide, l'action est produite deux heures après, car le travail commence à la minute, tandis qu'autrement il faut cinq à six heures, et quelquefois davantage.

On panse l'escarre avec un corps gras quelconque.

N° 40. *Des Ongles en général, de ceux rentrant dans les chairs.*

Les ongles des gros doigts de pied doivent être coupés carrément, afin que les coins portent sur la peau ; ear autrement cette peau en les recouvrant se blesse et devient douloureuse, au point de nécessiter avec un instrument la section d'une partie de cette ongle, moyen qui soulage un moment; on peut avec la potasse caustique détruire une partie de l'ongle ou l'ongle entier dans les cas graves, l'essentiel est de garantir les chairs, ce qui se fait avec le diachylum qu'on applique à l'aide d'une lame chaude : l'axonge ainsi que tous les corps gras favorisent la chute de l'escare, on ajoute un peu de charpie et, du reste, on panse comme une plaie ou ulcère simple, on peut faire des tractions sur la partie brûlée de l'ongle.

Plus les ongles des doigts des mains sont longs, plus ils sont beaux : pour obtenir cet effet, refouler, chaque jour, à leur racine la peau qui autrement s'allonge, s'amincit, se fend et occasionne des poireaux plus ou moins douloureux, et qui entretiennent une irritation qui dispose aux engelures.

N° 41.   *Asile (Salle d').*

Un des principaux avantages des salles d'asile, si l'on peut en profiter, est que les enfants pourront avoir des repas réglés et qu'on pourra les astreindre ou forcer à boire chaud et à temps utile, et à suivre exactement les points essentiels à observer pour être en santé (*voir, page 17*).

Colléges, Maisons d'éducations.

On pourra aussi dans les colléges, les pensionnats et maisons d'éducation, modérer et faire cesser les nombreux abus qui y ont lieu; un des plus dangereux est la gymnastique, elle est ordonnée à tous, d'ailleurs l'exemple entraîne et force : des jeunc gens, qui n'ont que la moitié de la vie nécessaire, l'usent encore par ces exercices si meurtriers pour eux.

En s'agitant on trouble la digestion (*voir planche première, lettre E, colon ascendant*); on boit froid à volonté, ce qui trouble aussi la digestion ou qui paralyse plus ou moins l'estomac en raison de son état de vidité ou de réplétion (*voir n° 4, page* 17.)

N° 42. *Médecins (Moyens que les) emploient pour se débarrasser de leurs malades.*

Les médecins de demi-science conseillent aux uns d'aller respirer l'air natal, aux autres d'aller aux eaux chaudes ou froides, aux bains meurtriers de mer, et à certaines femmes de faire des enfants; les maladies de nerfs les vapeurs, etc., leur servent aussi de sauvegarde.

N° 43. *Diètes sévère méthodique, ordinaire méthodique et régime méthodique.*

La diète sévère méthodique consiste à ne prendre que des liquides sans action, autre que d'être aqueux. Tels que de l'eau peu sucrée, du lait avec trois quarts d'eau, du petit lait avec moitié eau, de l'eau de veau, de poulet, de grenouilles, puis des infusions, telles que feuilles de laitue, de feuilles et fleurs de mauve, des tisannes de racines de guimauve, de réglisse en bois, chiendent, etc., le tout pris par verrée (*eu égard à l'âge et à la force du sujet*) et bien tiède, de trois heures en trois heures sans soif, tout en respectant le sommeil tranquille, et dans le cas de soif et de faim, aussi souvent que ces sentiments se font sentir.

Pour la diète ordinaire on peut prendre du lait pur, des bouillons nourrissants, du riz, du vermicel, et pour boisson de l'eau; le régime méthodique consiste à se conduire d'après les points mentionnés n° 4, page 13.

N° 44. *Equilibre (de l') naturel ou de santé, et équilibre artificiel dans les maladies.*

Le corps est rarement dans un équilibre parfait. Les signes de cet équilibre et par conséquent de santé, sont que la peau soit fraîche, que le pouls, chez l'homme fait, ne batte que soixante pulsations par minute, de 50 à 60 pour le vieillard, et de 80 à 100 chez l'enfant; que les urines soient à peine laiteuses, et que les matières stercorales (*une selle par jour*) soient mouillées sans être dures.

L'équilibre artificiel dans les maladies aigües ou dans le cas de trop de vie, s'obtient par des saignées générales et des sangsues (*voir le traitement des maladies, n° 7, page 23*), et une diète sévère (*voir article diète, n° 43*). Cet équilibre est annoncé par des urines devenant troubles et laiteuses une heure après être rendues : une hémorragie nasale (*epitaxis*) remplace quelquefois les émissions sanguines artificielles; mais il n'est pas toujours prudent d'attendre cette crise et les efforts de la nature : on ne doit plus saigner quand les urines sont troubles et blanches.

N° 45. *Héréditaires (des maladies), épidémiques, sporadiques, endémiques, contagieuses, etc.*

Les maladies épidémiques sont celles qui sont transportées par l'air, telles que la petite-vérole, la rougeole. Les *sporadiques* sont celles qui arrivent tout à coup dans un pays, et qui se déclarent par des causes accidentelles, individuelles et indépendantes de toute influence épidémique, telles que la grippe, la cholérine, le choléra, la peste, etc.

Endémiques, celles qui règnent constamment dans un pays, telles que le goître, le scorbut, etc.

Les maladies essentiellement contagieuses, sont la vérole ou syphilis, la gale, etc.

La morve chez les chevaux n'est pas plus contagieuse que le vomique chez l'homme, et la gourme des jeunes chevaux pas plus que le croup ou la coqueluche chez les enfants.

Il n'y a d'héréditaire que le tempérament, la forme de la poitrine et de la tête.

N° 46. *Taches ou Marques de naissance (Envies).*

C'est avec la potasse caustique qu'on peut détruire ou effacer les taches de naissance; beaucoup n'en sont pas susceptibles, à cause de leur étendue et position, et toutes offrent plus ou moins de difficultés et demandent des précautions bien minutieuses.

Une grande surface à détruire s'attaque en plusieurs fois; afin de prévenir une trop forte inflammation, on circonscrit la partie à détruire avec du diachylon, puis on écrase la potasse et on l'étend sur la peau. On peut la laisser agir à découvert, comme on peut la recouvrir pour les enfants (*V. pour plus de détail, l'article Verrues, p.* 77). L'escarre tombée, il reste une plaie qu'il faut soigner comme une plaie ou ulcère simple (*Voir l'article Ulcères, n° 29, page* 65).

N° 46. *Tremblement et maladies des chiens, du vertige chez le cheval, etc.*

En s'observant d'après les points essentiels (*V. page* 17, *n° 4*), on peut prévenir les maladies de tous les animaux, ce qui ne peut se faire pour les chiens qu'en les tenant attachés ou en laisse, et mieux encore en les muselant; les chevaux, etc., doivent être nourris à l'écurie.

C'est par la diète ordinaire méthodique qu'on peut modifier leur état maladif (*voir article diètes n° 43*) et pour leurs maladies aigües et violentes agir d'après le traitement général des maladies n. 7, page 23.

Pour les différentes maladies chroniques des animaux profiter des conseils relatifs aux différentes maladies de l'espèce humaine (1).

---

(1) D'après l'appétit vorace et l'avidité que l'on connaît aux jeunes chiens et aux carnivores en général (*d'où dérive le terme faim canine*), on ne doit pas être étonné (*en calculant le rapport de l'estomac avec la tête*) du tremblement, suite inévitable du trouble dans la digestion, chez les jeunes chiens qu'on laisse manger à volonté ou qui sont privés trop long-temps; quand dans l'un et l'autre cas, ils essayent de ronger des os que leurs mâchoires ne peuvent pas broyer ou bien imparfaitement, les parcelles qu'ils avalent troublent la digestion, et dans toutes les circonstances irritent l'estomac et les intestins : d'ailleurs, les efforts des mâchoires continués quelquefois pendant plusieurs heures stimulent, en les pressant, les glandes salivaires qui fournissent en conséquence une abondante salive qui toujours épuise le corps (*voir obésité, n° 49*) tout en troublant la digestion.

Le vomissement, la diarrhée, ou la constipation, mais plus souvent la diarrhée, sont les signes du trouble des organes digestifs et qui préludent ou annoncent le tremblement.

Les jeunes chevaux qui tètent et mangent à volonté auront plus tôt les yeux malades, affection que l'abaissement de la tête pour brouter complique encore ainsi que toutes les maladies de cette partie.

FIN.

TABLE ALPHABÉTIQUE DES MATIÈRES.

BOILLEY,

MÉDECIN-PHYSIOLOGISTE,

DIPLOMÉ PAR TOUTES LES FACULTÉS DE MÉDECINE DE FRANCE,

AUTEUR DE PLUSIEURS OUVRAGES SCIENTIFIQUES

et Réformateur des trop nombreux Abus Médicaux !!!

Aux vrais Philanthropes amis de leur santé.

Il est plus facile de prévenir le mal que d'en arrêter les progrès,
Aussi le vrai médecin est celui qui empêche les maladies.

Dans un siècle où l'on initie le public à tout , excepté à la connaissance de lui-même, où la science et la nature semblent s'obstiner à faire à l'homme un mystère de sa santé , quelle tâche noble , et quelle satisfaction pour un médecin , ami de l'humanité, d'offrir à l'univers entier un guide assuré et également dépouillé des préjugés de l'ignorance , des ténèbres de la routine et de l'empirisme , des mensonges de l'intérêt et du charlatanisme ! guide à la faveur duquel la mélancolie trouverait des consolations , les souffrances un remède , et qui apprendrait à chacun les moyens de conserver sa santé et de prolonger ses jours , ou de s'user moins vite.

Atteindre un pareil but, ne serait-ce pas remplir la grande lacune , qui , à la honte des prodiges de notre siècle , existe encore dans les progrès de la médecine de nos jours , *progrès aussi paralysés par le fatras de l'ancienne école.*

Vivement pénétré de ce désir , le médecin BOILLEY, après avoir fréquenté les hôpitaux de *Paris , Montpellier , Strasbourg,* etc., où il s'est créé un nouveau système médical , en comparant ceux des grands maîtres de ces Facultés : assuré, d'ailleurs , de la justesse de ses principes par des observations , fruits de 25 années d'une pratique brillante , offre , d'après des données aussi certaines, de faire part au public de ses perfectionnemens dans l'art de guérir.

D'un autre côté, pour parer à tous les inconvéniens des livres trop volumineux pour les uns , trop savans pour d'autres , trop chers et en quelque sorte invisibles pour le peuple ; c'est sous la forme d'un Tableau synoptique que cet ouvrage, *le Régulateur de la Santé,* va être offert au public ; on pourra , dans un simple coup d'œil , voir quelle est la *cause* principale et toujours accidentelle des trois quarts des maladies (*les internes*), *cause* qui complique toujours celles de l'autre quart (*les externes ou chirurgicales*), et combien il est possible et facile de prévenir cette *cause,* de la toujours diminuer , et souvent faire cesser quand elle existe, moyen aussi de s'em=

à joindre à la 1ᵉ Édit.

pêcher de vieillir on s'user aussi vite; car ce n'est pas à la nature que
nous devons imputer la brièveté de notre existence, mais bien aux erreurs,
aux écarts et abus que nous commettons sans cesse et très-souvent aux
abus médicaux.

La mort prématurée de tant de jeunes médecins réputés savants, doit
faire croire que la vraie *cause* des maladies n'est pas assez connue.

Tout est inné chez l'homme, l'éducation dirige et modifie à la vérité ses
inclinations, mais toutes sont assujetties à l'état de l'estomac et à la forme
de la tête; c'est à l'aide de ces remarques que les parents sauront mieux
distinguer les états qui conviennent à leurs enfans; les instituteurs pourront se rendre compte de l'aptitude comme de l'étourderie de certains
élèves.

Que d'injustices, que de victimes, que d'hommes séquestrés de la société, que d'orphelins, que de suicides, que de deuils, que d'abus enfin,
qui n'auraient pas lieu si cette *cause* était mieux connue.

Très-souvent aussi l'homme qui se croit en santé est à comparer à un
charbon ardent qui s'use d'autant plus vite qu'il est soufflé plus constamment, et que son feu a répandu plus d'éclat.

Cet Ouvrage, dédié aux célèbres et immortels *Bichat, Broussais, Lafon-
taine* et *Gall*, en reconnaissance des lumières que j'ai puisées dans les
leçons et entretiens des uns et dans les ouvrages de tous, prouve assez
quelle est son importance.

Les deux planches ci-jointes pareront ce tableau, elles présentent (*sains
et malades*) les principaux organes de la digestion (*fonction si importante
et dont cependant les trois quarts et demi des hommes n'ont malheureusement pas
la moindre idée*), et à l'aide des quatre têtes dont les ovales faciaux sont
inégaux, il explique la capacité du jugement, la diversité et la mobilité
du caractère, effets grandement modifiés par l'état maladif de l'estomac et
la forme du cerveau; enfin, il est démontré dans *le Régulateur de la Santé*
que, pour empêcher le mal, il n'y a qu'un point à considérer et à com-
battre, tandis que dans son existence c'est l'*infini* : telle qu'une bombe
dont on aurait coupé la mèche au lieu de la laisser éclater.

Vu le besoin que les Lyonnais ont du *Régulateur de la Santé*, en raison
de leur frêle existence, etc... c'est à Lyon que l'auteur s'est décidé à le
présenter au Public; il s'imprime chez Madame veuve Avné, et paraîtra
dans cette ville, le 1er janvier, pour ensuite être répandu dans l'Univers
entier.

L'ouvrage se compose du Tableau : *Le Régulateur de la Santé*, dans lequel
on trouve les moyens faciles de prévenir les maladies et de s'empêcher de
vieillir un quart moins vite; puis une petite Brochure faisant suite au
Tableau, où chacun pourra trouver la possibilité de se soulager et guérir,
et surtout de ne pas être trompé par les charlatans en tout genre, etc...

Les deux Ouvrages réunis coûtent deux francs et séparément un franc
25 centimes chacun.

Nota. Afin que le Public puisse jouir plus promptement de ces importans Ouvrages, ils
vont être présentés à domicile, pouvant aussi se les procurer depuis ce moment chez
l'auteur, rue

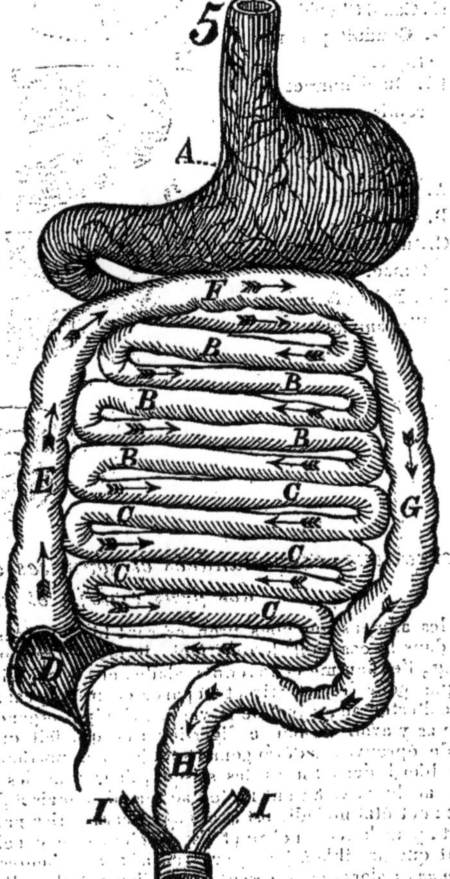

1. Tête bien faîte.
2. Tête ordinaire.
3. Tête trop resserrée dans le haut.
4. Tête trop large dans le haut.

Figure et n. 5, tube digestif entier.

A. Estomac privé de sa peau, ce qui permet de voir à découvert les vaisseaux nombreux qui l'entourent.
B. B. B. B. B. Jéjunum.
C. C. C. C. C. Iléon.
D. Cœcum.
E. Colon ascendant.
F. Colon transverse.
G. Colon descendant.
G. Rectum.
H. Releveur de l'anus.

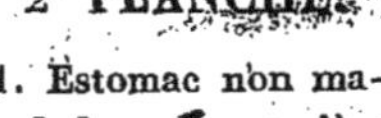

2ᵉ PLANCHE.

1. Estomac non malade et première série.
2. Deuxième série.
3. Troisième série.
4. Quatrième série.
5. Cinquième série.
A. Œsophage. B. Cardia.
C. Fibres de l'estomac.
DD. Pylore non enflammé ou 1ʳᵉ série.
EE. le foie.
F. Vésicule du fiel.
G. Canal Cholédoque.
H. Conduit pancréatique.
I I. Duodénum et ses replis.

Figure 5.

A. Œsophage.
B. Cardia.
C. Intérieur de l'estomac.
DD. Pylore fermé par l'inflammation.

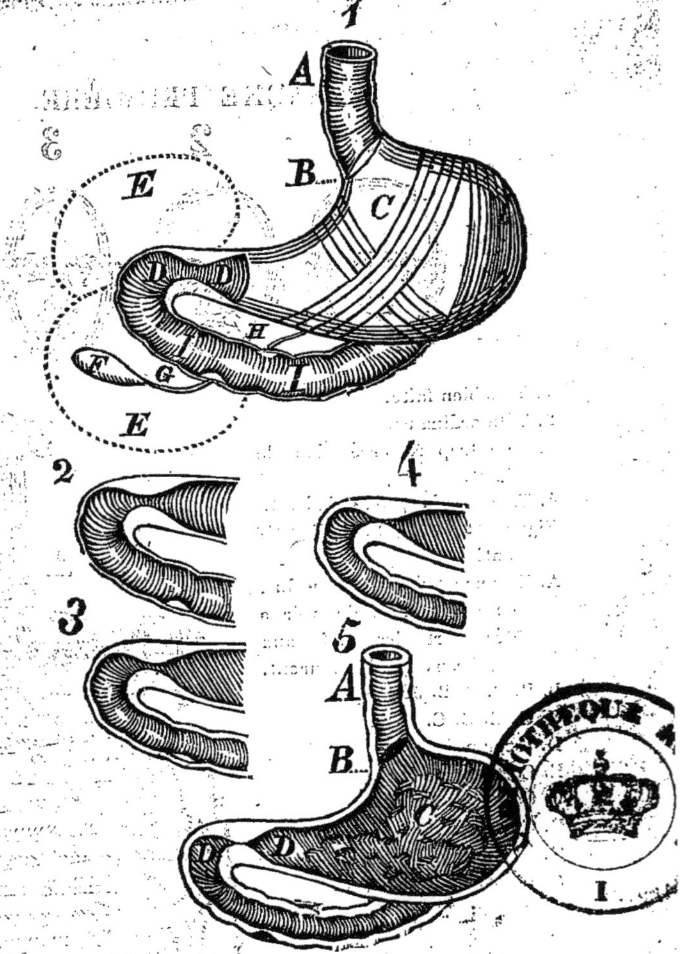

Observations recommandées et soumises au jugement et à la sagacité des gens érudits et judicieux.

Si les alimens que nous prenons sont bien digérés, ils nourrissent et réparent le sang, mais dans le cas où ils le sont mal, le produit qui en sort (le *chyle*) et qui est porté dans le sang, l'enflamme et le rend malade, et par suite inévitable, toutes les parties du corps, puisque pour les nourrir et réparer ce même sang les traverse et les pénètre : ainsi, quand l'estomac, pivot de la vie et principal organe de la digestion, est souffrant, il ne peut pas y avoir de bonne digestion : ce qui fait que celui chez lequel cette partie est malade éprouve des dérangemens toujours proportionnés au dégré de maladie de cet organe.

Eh bien! dans toutes les saisons, dans tous les pays et à tout âge, sur cent personnes prises au hasard, 80 ont l'estomac malade, mais à des degrés différens, distingués en six séries ; cet état maladif est annoncé et caractérisé par un *battement* à la région ombilicale : il faut, pour le reconnaître et l'apprécier, être couché sur le dos, bien horizontalement et autant que possible à jeun, ou trois à quatre heures après le repas (*moment de vacuité de l'estomac*) : alors, en pressant graduellement dans l'espace compris entre le nombril et les côtes, on trouve ou non ce *battement*, plus il est fort et précipité, plus le cancer ou plaie de l'estomac est à craindre ; le *battement* avec dureté, annonce le squirrhe de cette partie, qu'accompagnent toujours la maigreur, les maladies de nerfs si nombreuses et si variées, et tant d'autres souffrances. A ce degré de maladie la mélancolie, les peines de l'âme sont à un tel point que l'existence est un fardeau; la phylosophie est sans pouvoir, l'amitié n'a plus de charmes, et jusqu'à la consolation même tout importune.

Pour se faire une idée du mal qu'annonce ce *battement*, avec ou sans dureté, qu'on se figure une ouverture qui se rétrécit à mesure ou à raison de ce que ses bords grossissent ou s'épaississent.

On peut s'en faire une idée par les figures représentées dans la planche par les nᵒˢ 1, 2, 3, 4 et 5.

www.ingramcontent.com/pod-product-compliance
Ingram Content Group UK Ltd.
Pitfield, Milton Keynes, MK11 3LW, UK
UKHW020945140726
13695UKWH00003B/1217